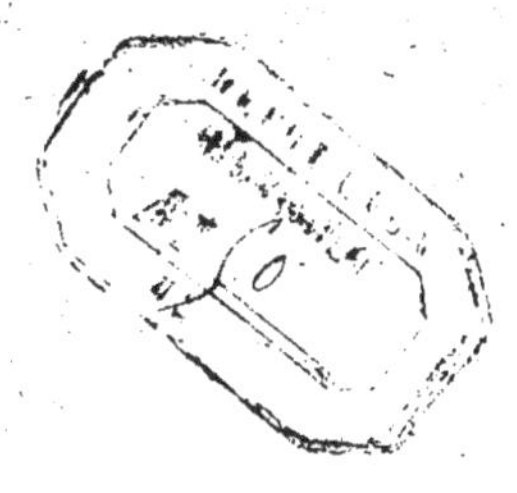

ESSAI D'ÉTUDE CLINIQUE

SUR LA

PNEUMONIE LOBAIRE AIGUË DES ENFANTS

PAR

Fernand LIGNON

DOCTEUR EN MÉDECINE

LAURÉAT DE L'ÉCOLE PRATIQUE D'ANATOMIE ET D'OPÉRATIONS CHIRURGICALES
(Concours de 1877.)

EX-INTERNE DES HOPITAUX DE TOULON (Hôtel-Dieu, Maternité, etc.)

MONTPELLIER

TYPOGRAPHIE ET LITHOGRAPHIE BOEHM ET FILS

IMPRIMEURS DE LA GAZETTE HEBDOMADAIRE DES SCIENCES MÉDICALES

ÉDITEURS DU MONTPELLIER MÉDICAL, DE LA REVUE DES SCIENCES NATURELLES

1882

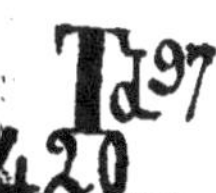

ESSAI D'ÉTUDE CLINIQUE

SUR LA

PNEUMONIE LOBAIRE AIGUË
DES ENFANTS

PAR

Fernand LIGNON

DOCTEUR EN MÉDECINE

LAURÉAT DE L'ÉCOLE PRATIQUE D'ANATOMIE ET D'OPÉRATIONS CHIRURGICALES
(Concours de 1877.)

EX-INTERNE DES HOPITAUX DE TOULON (Hôtel-Dieu, Maternité, etc.)

MONTPELLIER

TYPOGRAPHIE ET LITHOGRAPHIE BOEHM ET FILS

IMPRIMEURS DE LA GAZETTE HEBDOMADAIRE DES SCIENCES MÉDICALES

ÉDITEURS DU MONTPELLIER MÉDICAL, DE LA REVUE DES SCIENCES NATURELLES.

1882

A MON PÈRE

A MA MÈRE

A LA MÉMOIRE DE MON FRÈRE

A MES SŒURS

A MON BEAU-FRÈRE

F. LIGNON.

A MON PRÉSIDENT DE THÈSE

Monsieur BERTIN-SANS

Professeur d'Hygiène a la Faculté de Médecine.

A Monsieur le Pr Agrégé BATLLE

Médecin en chef de l'Hôpital-Général.

F. LIGNON.

A MES AMIS

J. GIMIÉ, N. LANUS, L. PUECH

A Monsieur le Docteur TERRAL

A Monsieur A. HORTALA

MON PREMIER MAITRE.

MEIS ET AMICIS

F. LIGNON.

INTRODUCTION

L'étude des maladies de l'enfance nous a toujours offert un intérêt particulier, et depuis longtemps déjà nous nous proposions d'emprunter à la pathologie du jeune âge le sujet de notre Thèse inaugurale.

Les affections de poitrine avaient plus spécialement attiré notre attention, et les quelques cas de pneumonie lobaire que nous avons pu observer pendant notre internat dans les hôpitaux de Toulon, la bonne fortune que nous avons eue d'assister aux leçons cliniques de M. le professeur agrégé Batlle sur cette question, sont venus nous affermir dans le projet que nous avions formé d'étudier la pneumonie lobaire chez l'enfant.

Nous nous sommes donc mis à l'œuvre. Mais dans le cours de nos recherches, le nombre, l'importance des travaux publiés sur ce sujet intéressant ont ébranlé notre courage. Comment aborder une étude que tant d'auteurs éminents ont traitée avant nous? Nous sentions combien nous resterions au-dessous de la tâche entreprise. Nous n'avons pas voulu cependant l'abandonner, quelque difficile qu'elle fût pour nous, quelque léger que dût être notre apport scientifique.

Ce n'est pas une étude complète de la pneumonie lobaire chez l'enfant que nous avons la prétention de présenter aujourd'hui. Nous voulons seulement apporter à cette étude notre modeste tribut. Nous nous contenterons d'exposer les idées communément admises aujourd'hui, en insistant principalement sur les particularités qu'ont pu présenter les formes qui ont évolué sous nos yeux.

Après un court aperçu historique des divers travaux publiés sur la question, nous étudierons successivement : les causes de la pneumonie, en insistant de préférence sur celles que nous avons pu saisir chez nos malades ; les symptômes, la marche, la durée de cette maladie; les variétés qu'elle peut présenter; ses complications les plus fréquentes. Nous essayerons ensuite de poser de notre mieux les éléments du diagnostic, parfois si difficile à établir dans le jeune âge ; puis, après avoir parlé du pronostic, nous passerons à l'étude du traitement: nous examinerons les méthodes ou les divers moyens préconisés ; nous nous efforcerons d'établir ce que l'on trouve de bon ou de défectueux dans chacun, de poser les indications d'une thérapeutique rationnelle. Nous passerons rapidement sur l'*anatomie pathologique*, n'ayant jamais eu l'occasion d'observer un décès.

Les observations qui ont servi de base à notre travail seront rejetées à la fin pour ne pas interrompre une étude méthodique de la maladie.

Nous nous sommes efforcé de nous placer le plus possible au point de vue pratique et de justifier de notre mieux le titre que nous avons choisi : ***Essai d'Étude clinique sur la pneumonie lobaire aiguë des enfants.*** Puissions-nous avoir mené à bonne fin notre tâche !

Nous soumettons à l'appréciation de nos Juges le modeste résultat de notre travail, pour lequel nous réclamons la plus grande indulgence.

Qu'il nous soit permis, en terminant, de remercier M. le professeur agrégé Batlle, qui a bien voulu nous laisser puiser dans ses leçons cliniques et nous aider de ses conseils.

Qu'il nous soit permis aussi de remercier notre excellent ami L. Puech, pour la complaisance avec laquelle il a mis ses notes à notre disposition.

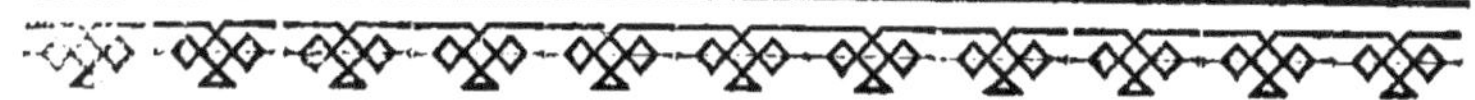

ESSAI D'ÉTUDE CLINIQUE

SUR LA

PNEUMONIE LOBAIRE AIGUË

DES ENFANTS

HISTORIQUE.

L'histoire de la pneumonie lobaire peut être divisée en deux grandes périodes, dont l'une est antérieure et l'autre postérieure à Laënnec. La première est beaucoup plus longue, mais beaucoup moins importante que la seconde ; elle n'est, à vrai dire, qu'une période de tâtonnements. Il manquait en effet aux médecins qui l'ont illustrée les éléments nécessaires à tout progrès dans la science des affections pulmonaires, c'est-à-dire : des notions suffisantes d'auscultation et d'anatomie pathologique. Cette période commence à Hippocrate, qui est l'auteur du mot *Péripneumnie* et à qui l'on doit les premiers essais de la méthode expectante. Après lui, Galien et les médecins du moyen âge n'ont pas fait faire de bien grands progrès à l'étude de la pneumonie. Les médecins modernes se sont bornés à constater, en dehors de la péripneumonie vraie, une autre péripneumonie qu'ils ont appelée *latente* (*peripneumonia notha*, *fausse péripneumonie*). Mais sous cette dénomination ils ont confondu des affections parfois très-différentes, tant au point de vue des symptômes que de l'anatomie pathologique, et la pneumonie lobaire elle-même. Chez les enfants, ils n'ont décrit que celle qui survient dans le cours des fièvres éruptives. « D'ailleurs, ce n'est » pas dans les ouvrages des anciens, comme le remarque fort » bien M. Léger, que l'on peut trouver une description de la » pneumonie des enfants. » (Rilliet et Barthez.)

Dans la seconde période, après Laënnec, l'étude de la pneumonie prit une réelle importance. « C'est en 1823 que parut en » France la première monographie sur la pneumonie des enfants, » quelques années après la découverte de l'auscultation et par » conséquent à une époque où l'histoire des inflammations pul- » monaires pouvait être traitée avec succès. » (Rilliet et Barthez.) Le mouvement eut son point de départ à l'hôpital des Enfants ; c'est alors que parurent les publications de Léger, Lanoix, Berton, Burnet, Delaberge, etc.; mais ces auteurs avaient dirigé leurs recherches du côté de la pneumonie lobulaire principalement ; Gerhardt et Rufz s'occupèrent surtout de la pneumonie franche, ils démontrèrent qu'elle est beaucoup plus fréquente au-dessus de six ans et en même temps beaucoup plus bénigne ; leur travail est l'un des plus importants qui aient été publiés sur la question. Quelque temps après parurent les Cliniques de Valleix sur les nouveau-nés; le Traité de Rilliet et Barthez, où sont décrites deux pneumonies : l'une *lobaire* primitive, l'autre *lobulaire* secondaire. Viennent ensuite les travaux de Barrier, Gardner, Trousseau et Lasègue, qui opposent la bénignité de la pneumonie franche de l'enfant à la gravité de la pneumonie catarrhale ; ceux de Ziemssen en Allemagne, de Hardy et Béhier en France, de Damaschino, qui met en parallèle les deux formes de la pneumonie des enfants ; de Cornil, de H. Roger; et ceux plus récents de Steiner, d'Espine et Picot, Peter, Laveran, Cadet de Gassicourt.

ETIOLOGIE.

Les conditions étiologiques sous l'influence desquelles éclate la pneumonie sont de plusieurs ordres : elles peuvent préparer la maladie de longue main, ou être, en quelque sorte, *l'étincelle qui met le feu aux poudres ;* en un mot, être prédisposantes ou occasionnelles. D'un autre côté, elles peuvent être inhérentes à l'individu, lui appartenir en propre, ou appartenir au monde extérieur ; être internes ou externes.

C'est dans cet ordre que nous nous proposons de les étudier. Nous envisagerons d'abord les causes prédisposantes, qu'elles soient tirées de l'individu ou qu'elles viennent du milieu ambiant ; nous passerons ensuite en revue les causes occasionnelles, *le plus souvent* d'origine extrinsèque.

Causes prédisposantes. — Et d'abord les causes intrinsèques, qui nous offrent à considérer : *l'âge*, le *sexe*, la *constitution*, le *tempérament* de l'individu ; ses *prédispositions*, ses *antécédents pathologiques personnels* ou *héréditaires*.

Age. — L'influence de l'âge a été envisagée de façons bien diverses. Lorsque la distinction entre la pneumonie lobaire et la broncho-pneumonie eut été signalée, quelques auteurs voulurent faire de la première l'apanage exclusif de l'adulte, et rattacher à la broncho-pneumonie toutes les pneumonies de l'enfance ; ce n'était qu'après l'âge de cinq ans que se montrait la pneumonie lobaire. Rufz et Gerhardt, Legendre et même Damaschino, sans nier son existence, la considèrent comme exceptionnelle jusqu'à l'âge de cinq ou six ans ; pour Trousseau, pour Thomas, pour Bouchut, pour Vogel, elle n'existe que très rarement chez le nouveau-né et l'enfant à la mamelle. Cette opinion n'est pas celle de tous les auteurs : Billard, Cruveilhier, Grisolle trouvent la pneumonie jusque chez le fœtus. Chez le fœtus, on ne l'admet pas aujourd'hui (Lépine), mais du moins reste-t-il acquis à la science que la pneumonie lobaire existe même dans la première enfance. Valleix, Rilliet et Barthez, Ziemssen, Jaccoud ont apporté de nombreux faits à l'appui, et Cadet de Gassicourt, dans son récent ouvrage, vient corroborer encore leur assertion. Qu'elle soit moins fréquente que la pneumonie lobulaire, ainsi que le dit Henri Roger, fort bien ; mais elle assez fréquente cependant, et, s'il nous est permis de citer les conclusions de notre modeste travail, nous trouvons que la plupart des cas sont survenus chez des enfants de moins de cinq ans ; l'une de nos Observations se rapporte même à un enfant de 22 mois. A quelle période de l'enfance la pneumonie lobaire apparaît-elle le plus fréquemment ? C'est au-dessous de deux ans, d'après Rilliet et Barthez, ainsi que d'après Valleix et Jaccoud ; c'est de deux à six ans pour Bouchut et Cadet de Gassicourt ; West place son maximum de fréquence à la période de dentition : la question est encore en suspens.

Sexe. — La femme, dans l'âge adulte, est plus rarement que l'homme atteinte de pneumonie ; le fait est indiscutable et fort bien expliqué, du reste, par la judicieuse observation de Grisolle : la femme, par les travaux de son sexe, est bien moins exposée que l'homme aux conditions extérieures, sous l'influence desquelles éclate le mal. Or, dans le jeune âge, les conditions extérieures sont les mêmes pour les deux sexes : mêmes précautions, mêmes soins d'hygiène. Il n'y a donc pas de raison pour que les garçons soient frappés plus souvent que les filles ; et cependant bien des statistiques tendent à démontrer qu'on trouve la pneumonie plus fréquente chez eux. Rufz et Gerhardt comptent 12 garçons pour 4 filles ; telles sont à peu près les proportions que soutiennent Rilliet et Barthez, Damaschino, etc.

Johann Steiner trouve, sur 1000 cas, 610 garçons contre 390

filles ; la différence, un peu moindre déjà, nous paraît bien considérable encore.

Nous croirions volontiers, avec H. Roger et Bouchut, que l'influence du sexe n'existe pas. Les hasards de la clinique ont pu réunir quelquefois dans les hôpitaux un plus grand nombre de garçons atteints de pneumonie, d'où les statistiques que nous avons mentionnées. Une simple coïncidence expliquerait tout. H. Roger, en effet, a trouvé un nombre à peu près égal de garçons et de filles, et, pour notre part, si les quelques Observations que nous avons recueillies peuvent entrer en ligne de compte, c'est, dans la grande majorité des cas, chez des petites filles que nous avons eu l'occasion de constater la pneumonie lobaire. Il peut arriver toutefois, nous semble-t-il, que les conditions qui, dans l'âge adulte, rendent la pneumonie plus commune chez l'homme que chez la femme, se trouvent réalisées avant la fin de la seconde enfance. Dans les campagnes, l'enfant est associé souvent bien jeune aux travaux du dehors ; en outre, les garçons, par leur turbulence plus grande peut-être, par les jeux auxquels ils se livrent, s'exposent au mal plus que les petites filles ; mais ces conditions n'existeront qu'à l'âge où l'enfant pourra échapper à la vigilance de la mère et sera déjà quelque peu livré à lui-même.

Constitution, Tempérament. — Barrier avait insisté sur ce fait que la pneumonie franche s'attaque surtout aux enfants robustes et vigoureux, et bien des auteurs après lui ont développé cette idée (D'Espine et Picot, etc.). Cependant elle est loin d'être toujours exacte, et Steiner nous paraît être plus près de la vérité lorsqu'il dit : « Les enfants vigoureux et bien portants, ceux qui » sont malingres et maladifs, sont aussi sujets les uns que les » autres à la pneumonie. » Dans les hôpitaux, en effet, où la pneumonie est en général plus fréquente que partout ailleurs, les enfants ne sont-ils pas la plupart du temps faibles et débiles ? Plusieurs de nos malades étaient lymphatiques et chétifs au plus haut point.

On prend aujourd'hui presque le contre-pied des idées de Barrier, et M. Lépine, dans son article du *Dictionnaire de Médecine et de Chirurgie pratiques*, a pu dire : « Une constitution »débile ou bien détériorée par des maladies antérieures offre un »terrain incontestablement favorable au développement de la »pneumonie. »

Prédispositions individuelles. — Chacun porte en soi une susceptibilité particulière, une manière propre d'être influencé par les agents capables d'impressionner ses organes ; chacun a son côté faible, son défaut de cuirasse en quelque sorte. Il est des organismes qui présentent une disposition toute spéciale aux atteintes de la pneumonie : leur point faible est le poumon. Cette susceptibilité des organes respiratoires semble augmenter encore après une première atteinte. « La pneumonie une fois terminée, dit Steiner, laisse derrière elle une aptitude marquée à contracter des pneumonies ultérieures » ; et West remarque que cette aptitude « paraît s'accroître en proportion exacte de la fréquence avec laquelle les poumons ont été atteints. » Cette opinion, que Damaschino n'aurait jamais eu l'occasion de vérifier, trouve sa justification dans les faits de récidives cités par Grisolle, Rusch, Chomel, etc. West, dans un article publié sur la pneumonie des enfants dans le *British and forcing medical Review*, en 1848, rapporte que sur 98 enfants âgés de 2 à 6 ans, 31 avaient eu déjà une et même trois ou quatre atteintes de pneumonie. Ziemssen a trouvé, lui aussi, 19 cas de récidive. Steiner, avant que la seconde dentition fût complète, a observé cinq pneumonies chez un même sujet. Nous relevons encore un cas de récidive chez un petit garçon de 3 ans et demi, dans la thèse de M. J.-C. Rocher, élève de M. Cadet de Gassicourt, et nous avons eu l'occasion d'en observer une pour notre part (Obs. IV.)

Les maladies antérieures doivent, elles aussi, entrer en ligne de compte ; les fièvres éruptives, au moment où la desquamation vient de s'opérer, laissent les téguments bien plus susceptibles aux influences extérieures et augmentent encore l'impressionnabilité de l'individu ; le rhumatisme aigu, lui aussi, se compliquerait souvent de pneumonie (D'Espine et Picot).

Hérédité. — L'inflammation pulmonaire peut être chez l'enfant la première manifestation d'un état diathésique transmis par les ascendants. Si la goutte, l'herpès, ont une influence peu certaine, il n'en est pas de même du rhumatisme et de la tuberculose. L'influence du rhumatisme héréditaire s'observe dans un assez grand nombre de cas, et nous la trouvons bien manifeste chez deux enfants que nous avons eu l'occasion d'observer à l'hôpital de Toulon : le frère et la sœur, âgés de 3 et 5 ans, ont été l'un et l'autre atteints de pneumonie lobaire à un court intervalle de temps ; leur mère se trouvait à la même époque en traitement à l'hôpital pour une récidive de rhumatisme articulaire généralisé. (Voir Obs. I et II.)

La pneumonie se rattachant à la diathèse *tuberculeuse*, existe quelquefois chez l'enfant ; elle peut être, chez lui comme chez l'adulte, la première manifestation du mal que lui ont transmis ses parents.

Mais il n'y a pas que les diathèses qui puissent être léguées d'une génération à l'autre ; il est des prédispositions, des faiblesses organiques qui se transmettent aussi : à côté de l'hérédité générale se place l'hérédité particulière. L'aptitude aux affections thoraciques pourra être laissée en héritage tout comme un vice constitutionnel. « Certaines familles seront plus disposées à contracter la pneumonie lobaire », dit Steiner, et, en fait, nous retrouvons chez plusieurs de nos malades des antécédents pneumoniques. (Obs. V et VIII.)

Telle est la longue série des causes internes, les plus importantes de toutes ; il nous reste à passer en revue les causes prédisposantes qui, pour la plupart, appartiennent au monde extérieur.

Causes extrinsèques. — Les *Saisons* ont une influence certaine sur la production du mal ; l'automne et le printemps sont, d'après les relevés de tous les auteurs, les plus chargées en affections thoraciques. Gerhardt et Rufz, Rilliet et Barthez, Damaschino, H. Roger, etc., s'accordent à dire que c'est dans les mois de novembre, de mars et d'avril que la pneumonie acquiert sa plus grande fréquence. Bouchut accuse surtout les températures basses et humides, qui sont de règle en ces saisons ; nous accuserions plus volontiers les variations brusques de température, les vicissitudes atmosphériques, apanage de ces périodes transitoires entre l'été et l'hiver.

« L'homme est en échange continuel avec l'atmosphère, non »seulement de matière, mais de mouvements, on peut même »dire que dans la santé il est en équilibre de mouvement avec »l'atmosphère. Et vous ne voulez pas que quand la température »varie brusquement, quand la pression barométrique oscille »brutalement, l'homme soit influencé, ses fonctions hygides en »soient perturbées et une maladie en dérive [1].»

Les vicissitudes atmosphériques ont une action incontestable, et peut-être devons-nous leur demander compte de ces pneumonies qui ont revêtu un caractère épidémique. Tous ceux qui se trouvent en état d'opportunité morbide, sous l'influence de ces causes saisonnières, sont atteints ; d'où un grand nombre de cas et les allures épidémiques.

Le plus souvent, dans ces conditions, la pneumonie est de nature catarrhale, et puisque nous avons nommé une forme particulière, nous mentionnerons, sans nous y arrêter cependant, les

[1] Grasset : Fluxions de poitrine de nature catarrhale (Montp. médic., 1874.)

pneumonies se développant sous l'action miasmatique et infectieuse : malaria, érysipèle, etc. Ces conditions, qui peuvent créer le processus pneumonique de toutes pièces, sont encore importantes à connaître à ce point de vue qu'elles amènent, ainsi que nous le verrons, des complications à la maladie constituée.

Quelle est l'influence des climats, de l'altitude, de la direction des vents ? Quelques auteurs (Sturges) croient que l'influence de ces éléments est assez importante ; nous les mentionnons sans nous y arrêter. On a parlé également des conditions hygiéniques : nous croyons en effet que l'air vicié, l'encombrement, la misère donnent une prise plus facile au mal, ou du moins contrarient son évolution régulière et peuvent lui créer des complications.

Causes occasionnelles. — On a cité chez l'adulte des cas dans lesquels une émotion violente, une frayeur soudaine avaient été l'occasion de la maladie ; chez l'enfant, nous n'avons vu le fait signalé par aucun auteur. Nous sommes donc en droit de dire que les causes occasionnelles sont toujours de nature extrinsèque.

En première ligne, vient par ordre d'importance le *refroidissement*. « *Pneumoniæ frigus unica causa est* », disaient les anciens, et longtemps on a répété cet aphorisme.

Il n'en est pas toujours ainsi, comme l'ont démontré Chomel et Grisolle : Chomel, sur 72 cas en trouve seulement 14 dans lesquels l'action du froid est bien évidente ; Grisolle, un peu plus de 50 sur 205 observations; Ziemssen ne trouve le refroidissement que chez un dixième des malades soignés par lui, proportion encore élevée en comparaison des chiffres de Griesinger, qui dans sa Cinique de Zurich compte seulement 2 p. % de pneumonies *à frigore*. Le professeur Jurgensen affirme que « le refroidissement n'est pas une cause fréquente de pneumonie ».

L'exagération en un sens a amené une exagération en sens contraire. Si l'opinion des anciens était quelque peu forcée, celle de Griesinger et de Jurgensen ne l'est pas moins. Le froid, sans être la cause occasionnelle unique, peut être considéré comme la plus fréquente ; les proportions indiquées par Chomel et Grisolle sont celles qui doivent le plus se rapprocher de la vérité. Gerhardt, Shapira, Lépine, arrivent à des résultats analogues. En fait, le froid interviendrait plus souvent encore chez l'enfant que chez l'adulte. Ce n'est pas que l'enfant produise, comme le disait Grisolle, moins de chaleur que l'adulte : relativement au poids de son corps, il en produit davantage ; « néanmoins il se »refroidit, toutes choses égales, plus facilement que l'adulte, à »cause de son petit volume » (Lépine), et aussi parce que sa structure frêle, ses organes délicats, offrent moins de résistance à l'influence nocive du froid (West).

Les occasions de refroidissement sont fréquentes chez l'enfant à la mamelle : le corps entre facilement en transpiration, le moindre courant d'air est alors dangereux ; l'enfant se découvre la nuit, ses langes étant mouillés, et peut demeurer longtemps exposé au froid sans se plaindre, sans appeler l'attention de la mère ou de la nourrice. Elles sont fréquentes à un âge un peu plus avancé, où l'enfant pourra être surpris à la promenade trop légèrement vêtu pour l'heure et pour la saison. Elles sont fréquentes lorsque l'enfant, échappant déjà aux bras de sa mère, sera un peu plus livré à lui-même ; si une vigilante sollicitude ne prend soin de lui, il demeurera exposé au froid ou à des courants d'air pour ne pas interrompre ses jeux.

Elles sont fréquentes surtout chez les enfants des campagnes, qui, presque abandonnés à eux-mêmes dès l'âge le plus tendre, ou livrés à des mains inhabiles, habitent en outre le plus souvent des rez-de-chaussée bas et humides.

Cependant, le refroidissement sera plus difficile à saisir dans le jeune âge que chez l'adulte. L'enfant n'aura pas attaché à la sensation de froid qu'il aura éprouvée assez d'attention pour être capable de la signaler ; ou bien la crainte d'être grondé pourra l'empêcher d'avouer qu'il a eu froid lorsqu'il se sera exposé imprudemment.

Quant au mode d'action du refroidissement, on en est encore réduit à des hypothèses. Le froid agit-il localement? Les expériences que l'on a faites sur des animaux ont montré que l'air froid et sec introduit dans l'appareil respiratoire n'amenait aucun accident. L'air froid et humide amène plutôt une broncho-pneumonie qu'une pneumonie lobaire. Il est probable que le refroidissement agit surtout en supprimant les fonctions cutanées, d'où violente hyperémie dans les poumons, à laquelle l'inflammation succède; il agit aussi sur les nerfs périphériques, qui transmettent l'irritation à la moelle et, en retour, aux vaso-moteurs du poumon.

Les agents toxiques, ammoniaque, acide sulfurique, etc., agissant localement, ont pu déterminer une phlegmasie dans l'appareil respiratoire; mais les faits publiés par Van-Swieten, J. Franck, Dinsth, semblent se rapporter plutôt à la broncho-pneumonie.

Les faits de pneumonie traumatique sont rares: Rilliet et Barthez signalent des violences extérieures chez quelques-uns des malades observés par eux. « Ainsi, une pneumonie intense se »déclara chez un enfant de deux ans et demi qui avait fait une »chute, et dont le côté avait heurté une pierre: la phlegma»sie se développa du côté contusionné ».

Les vers ont été accusés aussi. Il n'est pas de maladie qu'on n'ait voulu, de près ou de loin, rattacher à l'action de l'engeance vermineuse: le vulgaire est le plus souvent porté à les y rattacher encore. Cependant « la croyance aux maladies vermineuses »s'est perdue chez les médecins qui s'occupent spécialement des »maladies de l'enfance, et l'on n'admet plus aujourd'hui l'exis»tence de la pneumonie vermineuse» (H. Roger). Rilliet et Barthez avaient déjà dit que « l'influence des vers intestinaux dans »la production de la phlegmasie du poumon devait être reléguée

»au rang des fables ». Il faut toutefois tenir compte des vers, en ce qu'ils peuvent être l'origine de complications du côté de l'encéphale ou de l'intestin.

La dentition, la suppression de l'impétigo de la face, si souvent invoqués aussi, n'ont aucune influence sur la production de la pneumonie; l'évolution dentaire, par la fluxion qu'elle détermine du côté des muqueuses, peut rendre plus impressionnable l'organe respiratoire ; mais son action ne va pas plus loin ; la suppression des gourmes (*impetigo de la face*) déterminerait plutôt une broncho-pneumonie, si tant est qu'elle puisse avoir l'action que lui attribue le vulgaire.

Quelles qu'elles soient, du reste, les conditions extérieures ne sont suffisantes en aucun cas : elles n'agissent que si elles surprennent l'organisme dans un *état opportun de réceptivité*. Pour que la maladie se déclare, ainsi que le dit M. Peter, « il faut l'in- »tervention de tout autre chose que d'un acte physique; il faut »le concours de toutes les forces de l'être vivant, ou plutôt de tou- »tes ses faiblesses : il *faut l'opportunité morbide* ».

C'est donc du concours des causes internes et externes que naît l'inflammation pulmonaire; mais, de ces deux ordres de causes, les plus puissantes sont les premières. Tandis que sans la cause interne la cause extérieure est incapable de déterminer une pneumonie, « bien souvent la maladie est issue de la prédisposition, »par un travail tout spontané de l'organisme ; elle est de cause »interne pure » (Jaccoud).

SYMPTOMES.

Née sous l'influence des causes que nous venons de passer en revue, la pneumonie lobaire éclate et poursuit son évolution. Sa marche régulière et cyclique, rappelant celle des fièvres éruptives, avait frappé Hippocrate lui-même, qui n'avait pas manqué de signaler la chose ; et, en effet, dans la pneumonie nous trouvons, comme dans les fièvres éruptives, trois stades délimités : périodes d'ascension, d'état, de terminaison, qui correspondent aux trois phases de l'évolution anatomique: engouement, hépatisation rouge, hépatisation grise ou résolution.

Première période.— Invasion brusque et rapide, tel est le mode de début. Pendant quelques jours, un malaise vague et mal défini peut bien s'être fait sentir, ou même un peu de bronchite à grosses bulles avoir existé (Jaccoud, Cadet de Gassicourt), et c'est ce que nous avons constaté chez deux de nos malades (Obs. vii et viii) ; « mais ces particularités ne modifient point »l'invasion que sa brutale instantanéité rend vraiment saisis»sante» (Jaccoud). Chez l'adulte éclate soudain un frisson violent, intense, prolongé ; ce frisson, pendant lequel la température s'élève à 39° ou même au-dessus, peut exister chez l'enfant, à partir de quatre ou cinq ans. Dans la première enfance, il est le plus souvent remplacé par une convulsion subite, d'ordinaire ne se répétant pas ; ce sont encore parfois des vomissements bilieux d'origine réflexe.

Dès le début, les petits malades offrent un aspect fébrile des plus marqués ; les yeux sont brillants, les pommettes se couvrent de plaques rouges souvent plus marquées d'un côté que de l'autre. Chez les plus jeunes, le corps tout entier peut présenter une rougeur érythémateuse pareille au rash de la variole (Rilliet et Barthez), ou à l'éruption scarlatineuse, ainsi qu'une de nos malades nous en a offert un exemple (Obs. v). Parfois se produisent des épistaxis ; le pouls est accéléré, fort, plein et dur.... Rilliet et Barthez sont arrivés à compter 120, 150 et jusqu'à 200 pulsations par minute ; Steiner de 120 à 160 ; Bouchut de 140 à 220. Aucun de nos malades n'a guère dépassé le chiffre 180. Chez un d'eux cependant (Obs. iii), le pouls battait 184.

La fièvre, portée comme nous l'avons vu à 39°, souvent à 40°

et au-delà, s'installe avec son cortège habituel: anorexie, soif vive, céphalalgie. L'enfant demeure abattu, somnolent, ou est en proie à une grande agitation ; s'il s'endort, il parle et crie en dormant et se réveille effrayé (West). « Le sommeil ne se sou»tient pas: il est interrompu par des rêves terrifiants et des »réveils en sursaut. Le cri est plus bref, il se borne à des plaintes »ou à des gémissements » (Steiner).

Du côté des voies digestives, on trouve souvent des vomissements qui peuvent persister quarante-huit heures, mais ne vont guère au-delà ; de la constipation ou plus souvent de la diarrhée.

Si l'on procède à l'examen du malade, on constate du côté des organes respiratoires des phénomènes divers qu'à l'exemple des auteurs nous diviserons en deux groupes : 1° troubles fonctionnels ; 2° troubles physiques.

1° *Troubles fonctionnels.* — Le *point de côté*, douleur pongitive qu'exaspèrent les mouvements, la pression, l'inspiration, la toux, fait rarement défaut chez l'adulte. L'enfant, qui est déjà capable de rendre compte de ses sensations, s'en plaint vivement aussi ; mais dans la première période de la vie, la constatation de son existence est plus difficile « bien qu'il existe dans plus de la moi»tié des cas » (Cadet de Gassicourt). Cependant, les cris du petit malade, son mode respiratoire, feront reconnaître que la douleur existe. L'enfant cherchera à diminuer les mouvements du thorax; sa respiration sera courte, brusquement suspendue au milieu de chaque inspiration. C'est dans les premiers moments de son apparition que le point de côté présente la plus grande violence ; il va diminuant ensuite, et il est rare de le voir persister aussi douloureux pendant plus de quarante-huit heures.

La *dyspnée*, un des symptômes les plus importants des affections thoraciques, se montre de bonne heure, en même temps que la douleur, peut-être un peu après. Une accélération remarquable des mouvements respiratoires se produit; on compte 40, 50 ou même jusqu'à 80 respirations par minute.

La respiration est pénible, brève, incomplète, d'autant plus superficielle que les mouvements respiratoires sont plus nombreux. Bouchut insiste principalement sur le rhythme respiratoire renversé; l'inspiration est brève, interrompue, l'expiration s'entend distinctement à distance. On trouve dans ce mode respiratoire « une analogie frappante avec celui du chien qui vient de » de courir... C'est une respiration expiratrice ; un mouvement » brusque d'expiration suivi d'une inspiration passive (Bouchut) ». Vogel, frappé également de ce trouble, traduit ainsi sa pensée : « Tandis qu'à l'état sain, l'accent, pour nous servir d'une expres» sion grammaticale, repose sur l'inspiration, c'est le contraire dans » la pneumonie, où l'accent repose sur l'expiration ». La dyspnée s'accroît durant la période d'ascension et se retrouve dans la période d'état ; l'intervention des élévateurs du nez, la dilatation précipitée des narines à chaque inspiration, se joignant à la rougeur, à l'animation du visage, constituent ce qu'on a appelé le *faciès pneumonique*.

La *toux* se montre en général dans les douze premières heures ; elle peut manquer assez souvent (Bouchut, Cadet de Gassicourt), ou être si légère qu'elle échappe à l'attention (West). Lorsqu'elle existe, elle est sèche, courte, brève, quinteuse parfois, pénible et retenue en quelque sorte, par le malade, dont elle exagère le point de côté.

Les crachats pathognomoniques chez l'adulte, parce qu'ils mettent, selon l'expression de Jaccoud, la *lésion elle-même sous les yeux de l'observateur*, n'apparaissent guère que vers la fin de la seconde enfance. Valleix, Vernois, Kiwisch (de Prague) ont dit que chez les enfants atteints d'hépatisation pulmonaire une écume blanche, légèrement sanguinolente, épaisse et visqueuse, baignait la bouche. Ce fait n'a pas été constaté par les autres praticiens qui se sont occupés des maladies de l'enfance. Jusqu'à l'âge de cinq ans ou même de huit ans (Cadet de Gassicourt), l'expectoration manque dans l'immense majorité des cas. Grisolle la croit exceptionnelle avant dix, onze et même quatorze ans.

Du reste, il arrive assez souvent, chez les enfants au-dessous de quatre ou cinq ans, que le seul signe qui fasse soupçonner une affection thoracique est la fréquence et le type abdominal exagéré de la respiration ; selon l'expression consacrée, l'enfant *pousse du ventre*.

La fièvre augmente encore le second jour, quelquefois jusqu'au soir du troisième, ou, du moins, elle se maintient à l'élévation qu'elle a acquise au début, avec des rémissions peu marquées. Le troisième jour le maximum est atteint ; la température la plus élevée observée jusqu'ici serait comprise entre 40°,8 et 41°,2.

Signes physiques. — Les signes physiques se laissent constater plus ou moins vite selon le siège de l'hépatisation.

Dans la pneumonie de la base, qui le plus généralement n'est pas centrale, les signes se manifestent dès le premier ou le second jour, parfois même au bout de quelques heures. Dans la pneumonie du sommet, les signes physiques ne se montrent parfois que très tard, et, malgré une exploration fréquente et minutieuse, on peut ne rien trouver dans le cours de la première période.

Ce n'est pas là cependant une règle générale pour la pneumonie du sommet : il faut qu'elle soit centrale ; du reste, la pneumonie de la base et celle du sommet, se présentant avec une fréquence égale, il est important de faire connaître les signes physiques de la première période.

Mensuration. — Voillez avait constaté une augmentation du volume de la poitrine, et cette augmentation de volume porterait simplement, d'après Vintrisch et Ziemssen, sur le côté malade. Chez l'enfant, il ne faut attacher aux données de la mensuration qu'une importance limitée : outre que la différence constatée étant peu notable échappera facilement à l'appréciation, il faut compter avec l'indocilité des petits malades, qui rend ce procédé d'exploration plus difficile.

La *palpation* permet de constater une exagération des vibrations thoraciques (Monneret, Bouchut, Steiner, etc.). Cette exagération est même, d'après M. Batlle, plus marquée que chez l'adulte. Mais il faut savoir saisir le moment où le malade crie, se plaint ; on ne peut pas exiger de l'enfant, à moins qu'il n'ait déjà atteint un certain âge, ce que l'on demande à l'adulte : qu'il parle, qu'il compte, etc.

La *percussion*, d'après Bouchut, ne donnerait aucun résultat. C'est ce qui arrive, en effet, dans les pneumonies centrales; mais en général il n'en est pas ainsi. Le son normal du thorax est bien plus clair, l'élasticité bien plus grande que chez l'adulte ; aussi, quand on veut retirer de la percussion des résultats convenables, faut-il la pratiquer d'une manière très délicate. Ainsi que le conseille H. Roger, on doit percuter légèrement et d'un seul doigt : de la sorte, on est plus à même d'apprécier les variations de la résonnance ; en agissant, ainsi on constate presque toujours, sinon une matité appréciable par elle-même, du moins une matité relative que l'on distingue bien de la sonorité des parties voisines. De plus, comme nous l'avons entendu recommander avec raison par M. Batlle, il ne faut, chez l'enfant, pratiquer la percussion qu'après l'auscultation ; elle est mal supportée par les jeunes sujets, qui crient, se démènent, et rendent difficile toute exploration ultérieure.

L'*auscultation*, pratiquée au début de la pneumonie, révèle chez l'adulte un affaiblissement du murmure respiratoire et un râle à bulles fines, nombreuses, sèches, égales, éclatant sous l'oreille à la deuxième moitié de l'inspiration : râle crépitant. Chez l'enfant, le murmure vésiculaire est à l'état normal beaucoup plus bruyant que chez l'adulte ; les modifications qu'il peut subir au début ne seront saisies, à moins d'une grande habitude d'auscultation, que par comparaison avec les points atteints. Le râle qui se fait entendre chez les enfants, si toutefois ce n'est pas vers la fin de la deuxième enfance, n'est pas le râle crépitant vrai ; il a un caractère d'humidité qui le rattache plutôt au sous-crépitant. « Jamais, dit Bouchut, je n'ai entendu cette crépitation fine, »sèche, à bulles régulières et constantes, qu'on entend chez les »adultes. » Le râle de la pneumonie de l'enfant sera donc plutôt un râle sous-crépitant fin. West aurait cependant entendu de vrais crépitants : « Si vous tenez, observe-t-il, l'oreille près de la »poitrine d'un petit enfant, et que vous attendiez qu'il fasse une »inspiration plus profonde que d'habitude, vous entendrez le vrai »râle crépitant de la pneumonie juste au moment où l'air pénètre »dans les vésicules. »

La remarque de West est juste; nous avons eu l'occasion de la vérifier chez quelques-uns de nos malades : c'est surtout après un cri, pendant une inspiration longue et profonde, que le râle crépitant se perçoit. Cependant, il nous a semblé un peu moins sec que celui de l'adulte chez nos malades, dont le plus âgé n'avait pas, il est vrai, dépassé 5 ans.

Seconde période. — La première période a une durée de deux ou trois jours ; la période d'état lui succède. Le point de côté disparaît, la dyspnée est un peu moindre ; la toux, et l'expectoration si elle existe, ont les mêmes caractères que chez l'adulte.

Les *signes physiques* s'accentuent davantage, ou se montrent s'ils n'existaient pas déjà. L'augmentation des vibrations, la matité, deviennent plus nettes ; le souffle bronchique ou tubaire remplace le sous-crépitant fin ou apparaît comme premier signe stéthoscopique dans la pneumonie centrale. Ce souffle n'a pas les caractères qu'on lui connaît chez l'adulte. Chez ce dernier, « il »est âpre, fort, sifflant, analogue au bruit que l'on produit en

»soufflant de l'air dans un cylindre creux ; chez l'enfant, il est faible, peu distinct : c'est plutôt une respiration rude » (Bouchut). Le souffle est cependant plus qu'une respiration rude, mais n'est pas aussi âpre, aussi fort que chez l'adulte. Il se perçoit aux deux temps, mais plus encore pendant l'expiration ; nous avons vu en effet que l'expiration était l'acte principal du mouvement respiratoire, que la respiration était expiratrice : donc, rien d'étonnant à ce fait.

La voix, les cris, ont pour l'oreille appliquée contre la poitrine un timbre éclatant, métallique; il y a de la bronchophonie ; chez l'enfant à la mamelle, on entend le retentissement des cris.

Il n'est pas rare de trouver dans toute la zone qui avoisine le point hépatisé des bouffées des sous-crépitants, signe de la congestion qui occupe ces parties. Dans le reste de la poitrine, la respiration est supplémentaire.

La fièvre, durant tout le cours de la seconde période, persiste au degré qu'elle a atteint (de 39°5 à 40°5 en moyenne), avec des rémissions matinales, parfois vespérales (Observ. VI), de quelques dixièmes de degré seulement. Le pouls est toujours fréquent, de 120 à 150.

La stase veineuse amène du côté du visage une turgescence des vaisseaux, une congestion intense ; ajoutés au mode respiratoire, ces phénomènes constituent le *faciès pneumonique* dont nous avons déjà parlé. La pommette correspondante au côté du poumon malade demeure souvent très rouge et supérieure de 1 ou 2 degrés thermométriques à celle du côté opposé. Parfois, c'est la pommette du côté opposé au poumon atteint qui est rouge ou alternativement l'une ou l'autre.

La période d'état a une durée de 3 à 5 jours en général. C'est donc une durée totale de 5 à 7 jours pour la maladie, en comptant comme jour chaque période de vingt-quatre heures qui s'est écoulée depuis le début. En effet, c'est la moyenne la plus communément admise par les auteurs. MM. D'Espine et Picot décrivent une pneumonie abortive qui pourrait se terminer au troisième jour, mais les faits de ce genre sont rapportés par Cadet de Gassicourt à la congestion pulmonaire. Les auteurs sont du reste à peu près tous d'accord sur la durée moyenne de la pneumonie : Bouchut donne de 6 à 12 jours comme limites extrêmes ; Vogel de 6 à 8 jours, Steiner de 5 à 10 jours. D'Espine et Picot, Cadet de Gassicourt, croient que le plus généralement sa durée est de 5 à 7 jours ; elle pourrait cependant se prolonger jusqu'au douzième jour, mais pas au-delà. Les pneumonies que nous avons eues sous les yeux ont évolué dans la durée moyenne de 5 à 7 jours; une seule est arrivée au neuvième (Observ. III).

La moiteur des mains est le premier signe de la crise (Ziemssen), puis se déclare une transpiration abondante et générale ; le visage est pâle, défait; le regard semble éteint; les petits malades demeurent couchés sur le dos, ils sont en proie à un affaissement, à une prostration qui remplit parfois d'épouvante ceux qui les entourent. Ce fait est d'autant plus marqué que la crise est plus brusque.

La température s'abaisse rapidement, en 12 ou 15 heures quelquefois, même en 2 heures (cas cité par Cadet Gassicourt), elle revient à la normale ou même au-dessous (Observ. III et VIII), surtout quand la fièvre a été très vive. Cadet de Gassicourt l'a vue tomber à 36°,1.

Parfois les sueurs profuses sont remplacées par un herpès labial qui signale la crise.

La toux augmente de fréquence et devient plus grasse. L'auscultation fait entendre des râles sous-crépitants de retour ; le poumon redevient perméable à l'air ; la matité se dissipe.

La crise est parfois moins brusque ; il peut arriver que la défervescence s'arrête subitement quelques heures et ne soit complète qu'au bout d'un jour, d'un jour et demi (Ziemssen), ou même de 48 heures (Cadet de Gassicourt).

Nous avons observé un cas dans lequel la température s'est

maintenue entre 39° et 39°,5 pendant 2 jours, après une chute de plus d'un degré (Observ. v). Quelquefois même elle peut se relever, pour retomber ensuite définitivement (Cadet de Gassicourt) (Observ. III et VII).

VARIÉTÉS.

Nous avons décrit l'évolution régulière, classique en quelque sorte, de la pneumonie lobaire ; mais la maladie n'est pas toujours identique à elle-même et les auteurs en ont décrit des variétés nombreuses. Les unes sont relatives à la marche, à la durée de la maladie; les autres à sa nature.

Charcot, Woillez, Lebert, décrivent une pneumonie abortive qui, après un début brusque et en tout semblable à celui du type ordinaire de la pneumonie, cesse brusquement le troisième ou même le second jour. Hirné (Thèse de Paris 1876) considère cette forme comme une simple congestion. Telle est aussi l'opinion que professe Cadet de Gassicourt. D'Espine et Picot croient cependant que cette forme morbide « se rattache étroitement à »la pneumonie franche, dont elle présente la marche et les symptômes en diminutif ».

La durée peut au contraire se prolonger au-delà du terme ordinaire : c'est ce qui arrive lorsque la pneumonie envahit plusieurs lobes, ou lorsqu'elle s'étend progressivement aux deux poumons (pneumonie double) ; chaque nouvelle poussée inflammatoire donne lieu à une exacerbation fébrile ; la crise ne se produit alors que plus tard. La défervescence peut ne se montrer qu'après le onzième jour ; cependant elle se produit souvent du neuvième au onzième. Nous l'avons observée le neuvième jour dans un cas de pneumonie multilobaire qui a évolué sous nos yeux (Observ. III).

Il est des cas dans lesquels la pneumonie des divers lobes se trouve séparée pendant quelques heures ou même un jour par un état apyrétique. Ziemssen, qui a attiré l'attention des observateurs sur cette curieuse forme à d'inflammation pulmonaire, lui a donné le nom de *pneumonie à rechute*.

Au point de vue de la nature, nous trouvons des pneumonies intermittentes se développant sous l'influence de l'intoxication palustre ; son existence, admise par Grisolle, a été contestée par L. Colin. La pneumonie intermittente existe cependant, et dans nos régions on pourrait en réunir de nombreux exemples. Dans nos climats aussi, la pneumonie de nature *catarrhale* est fréquente à certaines époques.

Nous devons mentionner en outre les formes anormales qui empruntent leur physionomie particulière à l'exagération ou au groupement de quelques symptômes. Rilliet et Barthez ont donné le nom de *pneumonies cérébrales* à celles qui déterminent des accidents graves du côté du système nerveux. Ils les rattachent à deux formes principales : forme *éclamptique*, forme *méningée*.

La forme *éclamptique* (*convulsive* de quelques auteurs) est caractérisée par la persistance des convulsions initiales. Passagères en général, ces convulsions se répètent ici avec une grande fréquence ; elles peuvent n'apparaître que du troisième au sixième jour, alternant avec de l'assoupissement ou même du coma. Cette forme, commune surtout chez les petits enfants qui souffrent du travail de la dentition, présente une gravité exceptionnelle ; la terminaison cependant ne serait pas toujours funeste.

La forme *méningée* (formes *comateuse et délirante* de quelques auteurs) se caractérise surtout par du coma chez les enfants de 2 à 5 ans, par du délire chez ceux qui ont dépassé cet âge. Cette forme s'accompagne au début de céphalalgie, de vomissements, quelquefois de constipation. L'assoupissement domine surtout, et, quoique moins profond que dans la méningite, peut aller jusqu'au coma; en général, cet assoupissement disparaît après 4 ou

5 jours. Il peut toutefois persister jusqu'à la défervescence. Le délire qui se montre chez les enfants plus âgés prend plutôt la forme d'hallucinations de la vue et de l'ouïe ; il disparaît en général avec la fièvre et aggrave peu le pronostic.

Les formes cérébrales se montrent surtout dans les pneumonies du sommet (Rilliet et Barthez, J. Steiner, Cadet de Gassicourt). Cependant, d'après ce dernier auteur, il est des cas dans lesquels les pneumonies de la base ont été accompagnées de symptômes cérébraux. Pas de lésions à l'autopsie. Rilliet et Barthez, une seule fois, ont trouvé une méningite cérébrale, et Weber a trouvé deux fois une méningite spinale.

Parfois, la maladie débute par des épistaxis, des vomissements et de la diarrhée; les symptômes prédominants sont la céphalalgie, le délire ou l'abattement, la prostration des forces avec fuliginosités de la langue et des lèvres. Ce groupement particulier de symptômes, qui se rapprochent de ceux de la fièvre typhoïde, a fait décrire une forme *typhoïde* de la pneumonie, forme *adynamique* de quelques auteurs.

COMPLICATIONS

L'étude des complications a une importance considérable ; on conçoit aisément qu'elles entrent pour une grande part dans l'établissement du pronostic. Nous considérons comme complications tout ce qui peut modifier les tendances de la maladie, tous les éléments capables d'entraver son évolution franche et régulière.

Ces complications pourront trouver leur origine dans le sujet lui même. Un tempérament nerveux fera redouter les complications cérébrales ; si l'enfant est faible, l'adynamie sera à craindre, etc.

C'est ici surtout qu'interviennent les conditions extérieures, les constitutions médicales : en été, les complications bilieuses ne seront pas rares ; les complications catarrhales seront plus fréquentes au printemps et en automne.

Outre que l'élément paludéen peut engendrer le pneumonie de toutes pièces, il peut venir compliquer la pneumonie déjà existante. La marche de la température, les exacerbations brusques, sans aucun rapport avec l'extension de la phlegmasie, le feront reconnaître.

L'exagération d'un symptôme quelconque : diarrhée, vomissements, fièvre, peut devenir une complication qui demande à être traitée si elle dépasse les limites ordinaires et affaiblit le malade. L'état des forces permettra de juger de sa plus ou moins grande importance.

Une des complications les plus communes est la pleurésie ; on trouve presque toujours la surface du lobe hépatisé recouverte de fausses membranes ; quelquefois un épanchement se produit tant dans la pneumonie de la base que dans celle du sommet ; le liquide descend et s'accumule dans les parties les plus déclives de la plèvre. Traube a signalé ce fait chez l'adulte ; Ziemssen, Damaschino, l'ont observé chez l'enfant.

La péricardite complique parfois la pneumonie du lobe gauche et concorde avec une pleurésie du même côté.

Grœfe, Henoch, Steiner, ont signalé des troubles visuels, une cécité passagère que l'on devrait attribuer à l'anémie du cerveau, à l'anémie de la rétine. La pneumonie pourrait souvent aussi se compliquer de bronchite, méningite, otite, ictère, dû à l'hyperémie stasique du foie chez les enfants à la mamelle (Steiner).

DIAGNOSTIC.

Établir le diagnostic est, chez l'enfant, d'une difficulté tout autre que chez l'adulte. Chez celui-ci, outre qu'il rend compte de toutes ses impressions, les symptômes, tant locaux que physiques, se manifestent d'emblée. Le frisson intense, le point de côté, les crachats pathognomoniques, ne tardent pas à mettre le praticien sur la voie et à lui permettre de se prononcer avec certitude dès le début, dans l'immense majorité des cas.

Il n'en est pas ainsi chez l'enfant. On sait de combien d'obscurité peuvent être enveloppés chez lui les débuts du mal, et, tandis que chez l'adulte on peut tout au plus songer à quelque autre affection thoracique, il faut en premier lieu, chez l'enfant, penser aux maladies générales, aux fièvres essentielles, qui doivent être éliminées tout d'abord.

Il est permis de supposer même une fièvre éphémère. Celle-ci ne peut-elle pas avoir en effet un appareil morbide semblable à celui de la pneumonie? Et, si l'expression symptomatique fait complètement défaut dans une pneumonie au début, ne peut-on pas croire tout simplement à une fièvre éphémère? Mais au bout de vingt-quatre, de quarante-huit heures, l'erreur n'est plus possible ; les symptômes généraux, au lieu de disparaître, persistent dans toute leur intensité, et le plus généralement les symptômes locaux apparaissent.

La pneumonie qui débute par des vomissements, de la diarrhée, de la céphalalgie avec prostration des forces, la pneumonie à laquelle on a donné le nom de typhoïde, pourrait être prise pour une fièvre typhoïde, n'était le secours du thermomètre, lorsque les symptômes thoraciques font défaut. Mais la marche de la température fournit un précieux élément de diagnostic : tandis que dans la fièvre typhoïde la température ne s'élève à 40° que le troisième jour, c'est d'emblée qu'elle atteint ce chiffre dans la pneumonie lobaire.

L'invasion rapide de la maladie, la fièvre élevée, continue, les vomissements, les convulsions, peuvent dans les premiers jours, surtout en temps d'épidémie, faire croire à une fièvre éruptive, variole et scarlatine principalement ; l'erreur est d'autant plus facile à commettre que la pneumonie est plus centrale et se révèle plus tard à l'exploration physique. Parfois, un rash semblable à celui qui se manifeste dans ces fièvres, un véritable exanthème, peut venir augmenter encore la difficulté du diagnostic. Ce fait, signalé par Rilliet et Barthez, s'est produit chez une de nos malades (Observ. v). Mais en général l'absence des prodromes caractérisques de ces fièvres, la présence d'autre part de la toux, de la rougeur des pommettes, la fréquence, le rhythme particulier de la respiration mettront sur la voie et permettront de soupçonner sinon d'affirmer la nature du mal. L'auscultation pratiquée soigneusement et à des intervalles le plus rapprochés possible, donnera une confirmation au diagnostic dès le second jour dans la pneumonie de la base ; parfois le quatrième ou le cinquième jour seulement dans la pneumonie du sommet.

Les symptômes cérébraux, la répétition des vomissements, par l'importance qu'ils acquièrent dans certains cas, pourraient faire songer à une méningite. Mais ces symptômes sont en général passagers, et s'ils persistent, comme dans les formes dites cérébrales, ils sont du moins au bout d'un ou deux jours accompagnés de symptômes thoraciques; l'on n'observe pas en outre les cris automatiques qui se produisent dans les affections cérébrales, ce qui permet de fixer le diagnostic. Dans la pneumonie, du reste, le coma ne se montre jamais aussi profond; on ne remarque ni paralysies, ni contractures; de plus, la céphalalgie n'a pas la violence qu'elle acquiert dans la méningite.

Les convulsions initiales, alors même qu'elles se répètent avec une grande fréquence, ne feront pas croire à une attaque d'éclampsie idiopathique ; elles s'accompagnent d'une élévation thermique que n'amène pas l'éclampsie.

Passons maintenant aux autres affections thoraciques desquelles nous devons distinguer la pneumonie lobaire : pleurésie, phthisie aiguë, broncho-pneumonie.

Le début de la pleurésie peut être parfois très aigu et s'accompagner d'une élévation considérable de la température, de vomissements, et chez les jeunes enfants de convulsions (Henoch, Ziemssen), parfois de délire alternant avec de la stupeur chez des enfants plus âgés. Aussi comprendra-t-on l'embarras qui peut exister au début pour le praticien. La difficulté est grande si l'épanchement n'est pas formé ; le bruit de frottement est rare chez l'enfant; D'Espine et Picot ne l'ont jamais observé, et les râles humides ou secs ne peuvent faire exclure l'idée de pleurésie, car ils existent parfois au début de cette affection (Verliac). Heureusement la minceur des parois thoraciques, leur résonnance remarquable, permettent à la percussion de reconnaître chez l'enfant la présence de la plus petite couche de liquide, pourvu que l'on percute *légèrement*. La matité, dans ce cas, est *absolue*, ce qui ne se produit jamais dans la pneumonie. Cette matité, qui a son siège à la base et en arrière, gagne en avant et en haut à mesure que l'épanchement devient plus considérable. On doit fort peu compter sur la palpation ; la diminution des vibrations thoraciques est moins marquée chez l'enfant que chez l'adulte ; elle n'est évidente que dans les épanchements considérables.

En général cependant, la pleurésie est assez aisée à distinguer. Le plus souvent son début n'est pas brusque comme celui de la pneumonie, outre que l'épanchement qui se manifeste bientôt donne, ainsi que nous venons de le dire, une matité que chez l'enfant on ne retrouve dans aucune affection thoracique aussi nette et aussi marquée.

Le diagnostic entre la pneumonie franche et la phthisie aiguë à forme pneumonique est parfois hérissé de difficultés extrêmes. Les signes physiques peuvent être absolument les mêmes, et ici, comme dans bien d'autres cas, le thermomètre seul fournira des indications précises. Dans la tuberculose, rarement la température s'élève à 40° ; en outre, au lieu d'être continue, la fièvre présente souvent une forme rémittente ; les variations entre le soir et le matin peuvent être de 1° ou même de 2°, fait qui ne s'observe jamais dans la pneumonie franche (Ziemssen). La durée de la maladie offre encore un précieux élément de diagnostic. Nous avons vu que dans la pneumonie franche, la fièvre n'allait pas au-delà du onzième ou au plus du treizième jour; si la persistance au-delà de cette époque n'est pas expliquée par une pleurésie concomitante, on doit redouter une phthisie aiguë. Il faut toutefois tenir compte de ce fait que certaines pneumonies du sommet peuvent évoluer lentement ; mais si la résorption complète se fait attendre, du moins est-elle suivie d'un retour complet à la santé (Trousseau, Damaschino). Il est loin d'en être ainsi dans la tuberculose aiguë; la pneumonie n'est alors que la première manifestation d'un état diathésique.

Le diagnostic entre la pneumonie lobaire et la broncho-pneumonie offre parfois des difficultés insurmontables ; on en voit la preuve dans la confusion de ces affections pendant une si longue période.

Nous allons passer en revue tous les faits auxquels le diagnostic peut emprunter quelque chose. Tous sans doute n'ont pas une valeur absolue et ne se retrouvent pas dans tous les cas ; mais leur connaissance n'en est pas moins utile en certains cas donnés. On nous pardonnera si nous nous étendons un peu longuement sur cette question, aujourd'hui à l'ordre du jour.

La pneumonie est, nous l'avons vu, primitive ; son début est rapide, brutal même. Affection essentiellement deutéropathique, toujours reliée à un état morbide antérieur, la broncho-pneumonie offre un mode d'invasion bien différent. Au milieu des symptômes de la maladie antérieure, son début est souvent difficile à préciser, et tous les auteurs s'accordent à faire remarquer l'obscurité qui l'entoure. Son invasion insidieuse se laisse rarement constater avec certitude ; il est impossible de saisir d'une façon précise le moment où la phlegmasie atteint le lobule pulmonaire. Cependant, il est généralement reconnu qu'un état bronchique précède toujours, et qu'insensiblement l'inflammation se communique des bronches aux lobules : les râles vont en augmentant et devenant plus fins peu à peu, jour par jour en quelque sorte.

Dans la pneumonie, alors même qu'un état bronchique a précédé, l'invasion est brusque ; ce n'est point peu à peu qu'apparaît le mal. Le thermomètre, si la maladie antérieure est apyrétique, montre bien le mode de début ; il monte lentement et peu à peu dans la broncho-pneumonie. Parfois cependant, cette dernière affection a un début brusque et orageux, et dans ce cas la confusion avec la pneumonie est plus facile ; il faut recourir à l'examen physique.

La maladie déclarée, lorsqu'on n'a pas assisté à son invasion la difficulté augmente. En général, les troubles généraux se présentent avec moins d'intensité dans la broncho-pneumonie ; la fièvre ne s'installant que progressivement donne lieu à des phénomènes réflexes d'une bien moindre importance. Les convulsions sont exceptionnelles ; elles peuvent cependant survenir à la suite d'une quinte de toux ; l'affaissement prédomine.

Le *point de côté*, s'il existe dans la broncho-pneumonie, est dans tous les cas mal localisé ; il est vague, diffus. Les douleurs qu'éprouvent l'enfant sont plutôt en rapport avec la dyspnée et se font sentir au creux épigastrique et dans les hypochondres.

La *dyspnée*, symptôme si important dans les affections thoraciques, acquiert dans la broncho-pneumonie une intensité remarquable. Tandis que dans la pneumonie lobaire on trouve 50, 60,

70 mouvements respiratoires, Jaccoud, H. Roger, les ont vus dépasser 80 dans la broncho-pneumonie, Damaschino en a compté 92 ; nous avons eu l'occasion d'en compter une fois 120 chez un enfant de 6 mois. Le rhythme respiratoire est encore plus troublé, l'enfant suffoque réellement ; toutes les puissances, non-seulement inspiratrices mais expiratrices, sont mises en jeu.

La *percussion*, d'après Vogel, ne donnerait dans la broncho-pneumonie que des résultats négatifs. Tandis que les symptômes sont fixes, que la matité se perçoit en un point limité dans la pneumonie franche, dans la pneumonie lobulaire, au contraire, elle est perçue en certains points, d'où elle disparaît pour y reparaître ensuite ; elle change et varie sans cesse, elle siège parfois des deux côtés, et alors aux deux bases.

Auscultation. — On sait quels sont les signes de la pneumonie ; dans la broncho-pneumonie, les signes qui se présentent offrent deux caractères spéciaux :

1° On les perçoit des deux côtés de la poitrine avec prédominance plus ou moins marquée d'un côté.

2° Ils sont d'une mobilité extrême.

C'est un signe différentiel de la plus haute importance que l'existence des symptômes dans l'étendue des deux poumons dans la broncho-pneumonie. Dans la pneumonie lobaire, le poumon qui n'est pas atteint offre une respiration supplémentaire ; par comparaison, il est parfois aisé de saisir la nature du mal.

Rien de plus variable, de plus mobile, de plus diffus que les signes de la broncho-pneumonie. Ainsi que nous l'avons dit, aux râles de la bronchite se joignent les râles sous-crépitants, et on entend dans la poitrine des bruits de toute sorte (bruit de tempête de Récamier). Les signes, un peu plus intenses d'un côté que de l'autre, changent de place, disparaissent ici pour se montrer ailleurs, existent aux deux temps. A la seconde période, le sous-crépitant existe seul, plus marqué vers les bases ;

on le trouve en points circonscrits qu'il abandonne pour se porter à d'autres.

PRONOSTIC.

La pneumonie lobaire guérit presque toujours chez l'enfant ; nous n'avons jamais, pour notre part, observé une terminaison funeste. Les statistiques sont très favorables. Bouchut compte cependant 16 morts p. °/₀, mais Steiner nous donne des résultats meilleurs, 5 à 8 p. °/₀ en général. Les résultats de Rilliet et Barthez sont plus favorables encore : ces praticiens n'ont perdu que deux malades sur 212 traités par eux, dans un certain laps de temps, à l'hôpital Sainte-Eugénie. Ziemssen, sur 201 enfants, en a perdu 7 ; Cadet de Gassicourt, un seul sur 70, ce qui lui a fait dire : « L'enfant ne meurt pas de pneumonie lobaire ».

Mais il ne faut pas se contenter des simples données de la statistique. On ne doit pas se borner à un pronostic général ; il faut l'établir dans tel cas déterminé. Et une foule de causes pourront le faire varier ; il faut demander des renseignements à tout ce qui appartient au malade ou à la maladie, interroger successivement les causes, les symptômes et les caractères qu'ils présentent, la marche de la maladie, l'effet des remèdes, etc.

Tel cas étant donné, il faut tout passer en revue : âge, constitution, hérédité, conditions hygiéniques, etc.

Et tout d'abord l'âge : « C'est à peine si je pourrais être taxé » d'exagération, dit Cadet de Gassicourt, en prétendant que la » pneumonie franche guérit toujours chez les enfants de deux à » quinze ans. » Sans doute, le plus souvent il en est ainsi, mais on ne peut formuler une règle absolue, il faut tenir compte de toutes les autres conditions qui peuvent faire varier le pronostic.

Chez les enfants de moins de deux ans, Rilliet et Barthez disent que la pneumonie est très dangereuse. Cadet de Gassicourt fait à ce propos les plus expresses réserves : il croit à la gravité plus grande dans le très jeune âge, mais peut-être y a-t-il exagération dans les faits rapportés par Valleix, Vernois, Rilliet et Barthez. Ces auteurs n'auraient-ils pas eu quelquefois affaire à des broncho-pneumonies ? N'ayant pour ainsi dire pas eu l'occasion d'observer nous-même de pneumonie chez des enfants au-dessous de deux ans, nous ne pouvons que signaler l'opinion des auteurs qui s'accordent à dire « que la pneumonie est plus grave dans la première que dans la seconde enfance. » Quelques auteurs ont en outre prétendu qu'elle était plus grave chez les filles.

La constitution de l'enfant a une grande influence. Si l'enfant est bien constitué, la pneumonie évoluera en général franchement, régulièrement, et marchera vers une terminaison heureuse. Au contraire, on pourra avoir quelques craintes si l'enfant est frêle et chétif. L'état des forces a une importance capitale que savaient bien reconnaître les auteurs anciens ; le pronostic est favorable tant que les forces du malade n'inspirent pas d'inquiétude. On doit aussi tenir compte du tempérament : lymphatique, il peut faire redouter l'adynamie ; nerveux, il peut faire redouter les accidents éclamptiques, ataxiques.

Les vices diathésiques, les hérédités morbides (phthisie, scrofule, rhumatisme, herpès) auront une influence désastreuse, elles pourront entraver l'évolution régulière de la maladie ou amener des complications funestes. La péricardite, par exemple, sera plus à craindre chez l'enfant qui aura des antécédents rhumatismaux. Si l'enfant a des parents tuberculeux, il pourra fort bien arriver que la pneumonie soit la cause occasionnelle qui hâte l'éclosion du mal.

L'état de santé antérieur doit lui aussi entrer en ligne de compte : il est évident qu'une pneumonie survenant dans le cours d'une autre maladie ou peu de temps après, est plus grave qu'une pneumonie survenant en pleine santé.

L'influence des constitutions médicales, dit Lépine, est loin d'être sans importance, car dans un même lieu, suivant les années, la mortalité peut varier beaucoup. Certaines statistiques font varier le chiffre de la mortalité du simple au double, avec le même traitement. Suivant les saisons, le chiffre de la mortalité varie encore : elle serait plus élevée en automne et à la fin de l'hiver (Lépine).

Le pronostic est très aggravé par l'étendue de la phlegmasie, surtout lorsque les deux poumons sont envahis ; il est encore aggravé lorsque les lésions siègent à un sommet, car alors la pneumonie est fréquemment compliquée d'accidents cérébraux.

Les symptômes peuvent fournir des indications pronostiques. Une température élevée est de fâcheux augure ; si elle dépasse 41°, le pronostic est généralement fatal. On doit aussi tenir compte de l'état du pouls. Les pneumonies compliquées d'herpès seraient généralement bénignes, ainsi que les pneumonies bilieuses ; les pneumonies asthéniques au contraire seraient d'une extrême gravité. Toutes choses égales, les récidives de pneumonies paraissent moins graves (Lépine, Leudet, Fox).

TRAITEMENT.

La pneumonie n'est pas une : elle se présente à nous sous des formes diverses, modifiée dans sa nature, ses symptômes, sa marche, par les conditions au milieu desquelles elle a pris naissance et qui accompagnent son évolution. Et, si le monde extérieur peut imprimer à la maladie un caractère particulier, combien plus grande encore sera l'influence exercée sur elle par l'organisme atteint ! Aussi la clinique nous montre-t-elle la pneumonie variant d'un malade à l'autre, présentant des éléments multiples tirés de l'individu, de son âge, de sa constitution, de son tempérament, de ses susceptibilités spéciales, de ses diathèses. D'où il ressort qu'une formule unique, un traitement toujours le même, doivent être insuffisants, souvent même inopportuns et nuisibles, et qu'une médication systématique doit être sévèrement exclue.

Cependant, ce sont des idées systématiques que nous trouvons chez le plus grand nombre des auteurs. Bien peu ont posé des indications précises ; s'élevant du particulier au général, le plus grand nombre ont voulu approprier à tous les cas ce qui leur avait une fois réussi. Les moyens les plus divers sont mis en avant : la saignée, l'émétique, l'expectation pure et simple, sont préconisés tour à tour, et chacun cite à l'appui de la théorie qu'il soutient le résultat de ses statistiques. « Mais la statistique, ainsi que le dit Forget, est toujours du parti de celui qui l'invoque. C'est une bonne fille qui se livre au premier venu : tant vaut l'homme, tant vaut la statistique. »

« Il suffit de désirer quelque chose pour que la statistique ne vous le refuse pas, et rien ne se ressemble plus aux yeux de l'empirisme numérique que deux faits, même quand ils sont très différents » (Trousseau et Pidoux).

Ces théories diverses ont toutefois été soutenues par des praticiens trop éminents, par des auteurs trop consciencieux, pour n'être pas en quelque point recommandables. Il suffit de déterminer exactement les cas auxquels elles s'appliquent, et de se défendre de l'exagération que toute idée systématique entraîne fatalement avec elle.

Nous exposerons donc l'histoire des différentes méthodes que nous trouvons préconisées par les auteurs, en ayant soin de poser des indications aussi précises qu'il nous sera possible, et en indiquant la part qui nous semble revenir à chacune d'elles dans tel cas déterminé.

1° *Expectation.* — Pratiquée depuis les temps les plus reculés sous le nom de médecine naturelle ou hippocratique, l'expectation s'appuyait sur cette doctrine d'Hippocrate : la maladie est un enchaînement régulier de phénomènes que la nature suscite dans un but de guérir, et dont il est bon de ne pas troubler la tendance spontanée sans une nécessité absolue.

Mais la pneumonie éclate avec grand fracas. Comment demeurer inactif en présence des manifestations bruyantes qui l'accompagnent ! Il fallait une conviction profonde ou une extrême hardiesse. Aussi, dans l'antiquité, à peine quelques auteurs osèrent-ils la mentionner.

Son application méthodique ne date pas de longtemps ; cependant quelques essais en avaient été faits, au milieu du triomphe même des méthodes opposées.

Van Swieten nous rapporte que Boerhaave, dont il a commenté les œuvres, conseillait dans certains cas de n'employer que la diète et l'hygiène, et lui même a fait usage de cette pratique. Jusqu'à Louis, cet exemple avait été bien peu suivi; c'est en 1828 que parurent ses *Recherches sur la saignée dans plusieurs maladies inflammatoires*, dans lesquelles cet auteur semble avoir porté le premier coup sérieux aux méthodes jusqu'alors régnantes et principalement à la saignée, ainsi que son titre le fait présumer : « On ne jugule pas les inflammations, comme on se plaît trop » souvent à le dire, et dans les cas où il en est ainsi, c'est proba- » blement : ou parce qu'il y a erreur de diagnostic, ou parce que » l'émission sanguine a lieu à une époque avancée de la maladie, » quand elle était voisine de son déclin. » Ces idées pourtant ne furent pas facilement adoptées par le plus grand nombre des médecins, qui n'osaient point contester l'utilité des émissions sanguines dans le traitement de la pneumonie.

Parmi les rares auteurs qui ne craignirent pas de préconiser l'expectation, nous trouvons Biett et Magendie, entre les mains desquels cette méthode avait donné de bons résultats. Grisolle, à leur exemple, voulut en faire l'expérience ; mais d'après ses recherches, la saignée aurait plus vite raison des pneumonies bénignes. Fuster pratiqua l'expectation, dont il ne se déclara partisan que dans les cas où l'ensemble des forces du malade paraîtrait devoir suffire à la guérison. En même temps que Fustor, Lobel publia des résultats favorables à l'expectation ; mais on n'en continua pas moins à saigner. Cependant le terrain était dès-lors préparé aux idées nouvelles qui allaient sortir de l'école *nihiliste* de Vienne. C'est avec Skoda et Diett que l'expectation prit rang à côté des autres méthodes ; ils la pratiquèrent largement; Diett surtout ne donnait à ses malades que des médicaments sans aucune action, et aux plus gravement atteints des boissons pectorales seulement. Parmi les médecins qui imitèrent Skoda et Diett, beaucoup, ayant pratiqué avec exagération la méthode expectante, en obtinrent des résultats peu satisfaisants, ce qui amena une violente réaction, surtout en Allemagne.

Magnus Huss, de Stockholm, démontra que la pneumonie doit fatalement parcourir ses phases, qu'il ne faut pas, par conséquent, essayer d'entraver le travail de la nature, et que l'expectation a sa raison d'être ; mais il soutint qu'elle ne doit pas être employée dans tous les cas. En Angleterre, Bennett a publié des travaux remarquables sur cette question. En France, il faut citer ceux de Laboulbène, Marotte, Charcot, etc.

A propos de la pneumonie des enfants, Legendre, dans un mémoire posthume publié par Rilliet et Barthez (*De l'Expectation dans la pneumonie franche des enfants*), affirme que cette maladie guérit, quel que soit le traitement. Plus tard, Barthez présente à l'Académie de Médecine un résumé de ses recherches, qui vient confirmer l'opinion de Legendre. Il dit qu'une médication active, les émissions sanguines surtout, peuvent augmenter de beaucoup la durée de la convalescence et même la doubler ; il est convaincu que le meilleur traitement consiste dans une bonne hygiène. Molland, élève de Barthez, dans un mémoire présenté à l'Académie de Médecine, s'attache à poser nettement les indications de l'expectation dans le traitement de la pneumonie des enfants ; il conclut que la saignée doit être très peu employée, que le plus souvent l'expectation doit suffire.

En somme, la méthode expectante, appliquée au traitement de la pneumonie des enfants, ne trouve guère de contradicteurs, et, à ce propos, nous nous permettrons de citer quelques lignes empruntées à l'excellent ouvrage de M. Cadet de Gassicourt :

« Quand une maladie a une marche aussi régulière; quand la durée du cycle fébrile est aussi nettement limitée; quand la résolution se fait avec tant de simplicité; quand enfin la terminaison est aussi constamment heureuse, quelle impatience ou quelle inquiétude nous permettrait de troubler l'ordre de la nature... Pas un jour, pas une heure, n'est enlevée à sa durée, et si nous ne pouvons pas faire grand bien, nous pouvons faire beaucoup de mal. »

« Abandonnée à elle-même, dit Barthez, la pneumonie des enfants se termine assez souvent en dix jours, habituellement en moins de quinze. La proportion est presque retournée lorsque les enfants ont été soumis à une médication active. Chez les enfants qui n'ont pas été traités, la durée de la convalescence n'a jamais dépassé quinze jours ; elle a été de quinze à trente jours chez ceux qui avaient été soumis à la médication antiphlogistique. »

« Un mot suffira, ajoute Cadet de Gassicourt : depuis son abandon presque général, la convalescence de la pneumonie franche est très courte, presque nulle, et l'on n'observe plus à sa suite ni débilitation profonde, ni hémorrhagies, ni gangrène. »

Mais comment la méthode expectante doit-elle être pratiquée? Prenant l'expression au pied de la lettre, faut-il se croiser les bras en présence de la maladie déclarée et abandonner la nature à ses seules ressources? Nous ne le croyons pas. Si l'on ne doit pas recourir à une médication active, à une thérapeutique perturbatrice qui porte atteinte à la marche naturelle de la maladie, du moins est-il permis, commandé même de surveiller minutieusement l'évolution morbide; de seconder le plus possible la nature en mettant l'organisme dans les conditions les meilleures pour résister au mal; de favoriser les actes naturels dans leur tendance vers la guérison; d'écarter les agents, les circonstances qui pourraient contrarier une évolution régulière et s'opposer à une résolution franche. Comme le dit Pinel : « L'expectation ne consiste pas en une contemplation oisive ; si elle évite de troubler les efforts spontanés de la nature, elle s'efforce de les seconder heureusement par une sage application de l'hygiène, et écarte avec soin tout ce qui peut entraver une direction favorable. »

Voilà l'expectation telle que nous la comprenons, telle que nous l'avons vu pratiquer avec un succès constant par M. Batlle à l'Hôpital-Général. Dans les quelques cas où il nous a été permis d'y recourir nous-même, elle n'a jamais trahi notre confiance.

Nous nous garderons bien cependant d'affirmer qu'elle convienne dans tous les cas. Il faut compter avec les forces du malade, avec les tendances de la maladie ; si les forces se dépriment, si l'affection prend une tournure défavorable par suite d'un vice diathésique, de l'exagération d'un symptôme, de l'intervention d'un élément étranger, il importe de recourir à une médication active dont nous ferons connaître les éléments dans la suite de notre exposé thérapeutique.

Émissions sanguines. — La saignée a été employée dans les temps les plus reculés. Hippocrate la pratiquait du côté de la lésion, en tenant compte de la constitution, de l'âge, etc. Il retirait une quantité de sang proportionnelle à la force du sujet. Après lui, elle fut employée par tous les médecins jusqu'à Van Helmont. Celui-ci la proscrivit, en disant qu'elle affaiblit inutilement le malade. Les uns la pratiquaient, comme Hippocrate, du côté de la lésion ; les autres (Vésale), du côté droit seulement, à cause du voisinage de la veine azygos ; Harvey, en découvrant la circulation du sang, vint mettre un terme aux discussions qui à cette époque s'élevaient encore au sujet du lieu d'élection.

Stoll, Cullen, Sydenham, etc., s'inspirèrent un peu plus que leurs prédécesseurs des résultats de la clinique pour poser les indications de la saignée ainsi que ses contre-indications. Boerhaave et Van Swieten, comme nous l'avons vu, ne furent pas bien partisans de ce mode de traitement, et employèrent de préférence la diète et l'hygiène lorsqu'ils avaient à traiter une pneumonie régulière. Un des plus chauds défenseurs de la saignée fut Rasori, qui la pratiquait jusqu'à vingt fois dans le cours d'une pneumonie, tout en administrant le tartre stibié.

Vint enfin Broussais, à propos duquel M. Hanot a pu dire : « Le traitement de la pneumonie par les saignées se personnifie en quelque sorte dans Broussais, par la rigueur impitoyable avec laquelle il édifia son système, l'éloquence et la passion avec lesquelles il le défendit, par les nombreux prosélytes qu'il entraîna à sa suite. » Laennec protesta contre une pratique exagérée de la saignée. Andral, Bouillaud, Hardy et Béhier, au contraire, saignaient largement, croyant juguler la pneumonie ; Louis combattit ces excès dans des articles dont nous avons déjà cité un passage.

Actuellement, tous les médecins sont d'accord sur le danger des émissions sanguines chez l'enfant. « La saignée, qui jouissait autrefois d'une grande faveur dans le traitement de la pneumonie, a été presque définitivement bannie depuis les importants travaux de Barthez et de Ziemssen ; ces auteurs ont prouvé que les déplétions sanguines retardent la convalescence et exposent les enfants à certains accidents consécutifs, tels que le noma et l'anasarque. » (D'Espine et Picot.)

Il peut arriver cependant que les émissions sanguines soient indiquées au début d'une pneumonie franchement inflammatoire, chez un enfant robuste et vigoureux, lorsque la dyspnée est extrême, le pouls plein et fort. Les saignées sont, au-dessous de 3 ans, impraticables, en raison de l'abondance du tissu adipeux... Du reste, avant l'âge de 15 ans, il est rare qu'on puisse ou plutôt que l'on doive recourir à la lancette. Les sangsues sont préférables.

On peut calculer aisément la quantité de sang enlevé, en comptant que chacune d'elles tire environ 8 grammes, à la condition qu'on ne *laisse pas saigner* après leur chute.

Les procédés qui servent à arrêter l'hémorrhagie sont les mêmes que chez l'adulte : compression, poudres sèches, amadou, cautérisation, si l'écoulement persiste. Si une inflammation se produit, on applique des cataplasmes émollients. Les piqûres des sangsues peuvent parfois devenir l'origine d'accidents nerveux et éclamptiques, surtout lorsqu'un trouble existait déjà du côté du système nerveux. On a recours alors aux sédatifs de toute sorte.

Quel sera le point où l'on placera les sangsues ?

On choisira de préférence un endroit que l'enfant ne puisse voir, pour ne pas l'effrayer, et surtout une région doublée d'un plan résistant, le dos de la main par exemple, afin que la compression soit facile, si elle devient nécessaire. Si le point de côté est intense, c'est *loco dolenti* que seront appliquées les sangsues. Le nombre de sangsues sera peu considérable ; il pourra être à peu près égal au nombre d'années du petit malade.

Rilliet et Barthez donnent la préférence aux ventouses scarifiées, qui permettent de mesurer d'une façon plus exacte la quantité de sang enlevée.

Du reste, nous ne saurions trop insister sur la réserve qui doit être mise dans les émissions sanguines chez l'enfant ; on doit les manier avec prudence et en surveiller avec soin les effets. Les pertes de sang sont bien moins facilement supportées par l'enfant que par l'adulte, la dépression est parfois extrême, et les effets de la syncope, lorsqu'elle survient, prennent parfois des proportions inquiétantes.

Antimoniaux. — Le *tartre stibié* paraît avoir été employé pour la première fois par Paracelse. Son usage fut longtemps interdit en France ; il rentra dans la pratique après qu'il eut été administré à Louis XIV. Au XVIIIe siècle, il a été employé par

Baglivi, Baillou, Bordeu, Stoll, etc. Mais c'est surtout au commencement du XIXe que son emploi s'est vulgarisé avec Laënnec, avec les partisans des théories de Rasori. Guersant l'expérimenta à l'hôpital des Enfants, croyant faire rétrograder l'inflammation. Trousseau en a été partisan, de même que Jaccoud, Peter, Bucquoy, Lépine, etc.

Grisolle recommande de ne l'administrer aux enfants qu'avec beaucoup de ménagements, surtout aux enfants à la mamelle, chez qui il est aussi dangereux que l'opium. « L'émétique doit être administré sagement, car nous nous rappelons des cas où des doses trop élevées données à de jeunes enfants ont produit des effets désastreux.... L'enfant a succombé par suite de la médication plutôt que par la marche envahissante du mal. » (Rilliet et Barthez.)

Dans ses cliniques, M. Batlle nous a dit combien il redoutait l'emploi du tartre stibié dans le jeune âge : la susceptibilité des organes digestifs est très grande ; des vomissements, des diarrhées incoercibles peuvent se produire et compromettre gravement l'état du malade. Si l'on veut recourir au tartre stibié chez les enfants de 12 ou 15 ans, on le donnera à la dose de 0,10 à 0,30 centigram. dans une potion gommeuse de 120 gram. à prendre par cuillerée de deux en deux heures, mais on observera attentivement la tolérance de l'estomac : si les vomissements se produisent, éloigner les doses ; s'il y a diarrhée, prostration des forces, abandonner bien vite le tartre stibié.

Celui-ci ne trouve du reste son indication qu'au début de la pneumonie, comme les saignées, et lorsque la pneumonie franchement inflammatoire se manifeste chez un individu fort et vigoureux.

Kermès minéral (oxysulfure d'antimoine hydraté).— Lieutaud recommande le kermès dans tous les embarras formés aux poumons. Trousseau prétend qu'il ne cède en rien à l'émétique ;

Grisolle le rejette comme incertain ; Herpin, de Genève, ne croit pas à son utilité ; Baudelocque le croit mal supporté des enfants.

Oxyde blanc d'antimoine.— Récamier lui trouve des avantages égaux à ceux des autres préparations ; Trousseau l'a vu produire la diminution des pulsations et des mouvements respiratoires ; Baudelocque dit qu'on devra toujours le préférer au tartre stibié chez les très jeunes enfants. Pour Grisolle, il a une action douteuse ; il en est de même pour H. Roger. Pour M. Batlle, l'oxyde blanc d'antimoine a une action moins énergique que les autres antimoniaux, mais une action certaine ; en outre, il n'amène pas les résultats fâcheux produits par l'émétique. On l'emploie à la dose de 20, 30, 50 et même 80 centigram, dans une potion de 120 gram. que le malade prend par cuillerées de 2 en 2 heures.

Vésicatoires. — Le traitement de la pneumonie par les révulsifs a été indiqué par Celse, qui appliquait sur le côté atteint du sel écrasé, mêlé à du cérat. La valeur thérapeutique des vésicatoires dans la pneumonie infantile a été et est encore l'objet de nombreuses controverses. Laënnec les accusait d'être nuisibles ; Rasori les considérait au moins comme inutiles. Suivant Rilliet et Barthez, les vésicatoires peuvent être parfois indiqués, mais il faut s'en abstenir chez les enfants malingres et chétifs, qui se trouveraient exposés à des accidents sérieux : inflammation, ulcération, gangrène. « Le vésicatoire, disent MM. D'Espine et Picot, est sans action aucune : il augmente inutilement l'agitation pendant la période fébrile et doit être réservé pour le cas où l'induration pulmonaire persiste après la chute de la fièvre ». Le vésicatoire trouve, en effet, son indication lorsque, par suite de la faiblesse du petit malade, la résolution se fait d'une façon trop lente.

Quelle doit être la durée de l'application ? Evanson et Maunsell ne laissaient pas le vésicatoire plus de deux ou trois heures ;

Rilliet et Barthez croient qu'il faut le laisser quatre ou cinq heures pour le moins. Telle est aussi l'opinion de West, qui emploie assez souvent ce révulsif, mais lui préfère chez les très jeunes sujets un liquide vésicant, dont on passe une ou deux couches suivant l'effet que l'on cherche.

La vésication produite, on applique un cataplasme de fécule pour aider à la formation de la phlyctène. On continue le pansement au cérat, mais pour reprendre les cataplasmes émollients si l'irritation devenait trop vive.

Calomel. — Les médecins anglais, et West en particulier, préconisent le calomel à doses fractionnées. L'enfant prend de 5 à 15 centigrammes de calomel dans la journée, par 2 milligrammes donnés toutes les deux heures. Nous n'avons jamais eu l'occasion de voir employer ce moyen; mais, de l'aveu même de West, le calomel produit souvent la diarrhée, et, bien que d'après l'auteur anglais cette diarrhée cède à quelques doses de poudre de Dower, nous ne croirions pas très prudent d'amener un flux intestinal qui pourrait affaiblir le malade.

Ipécacuanha. — L'ipécacuanha a surtout été introduit dans la pratique par Broussonnet, par son fils, et plus tard par un élève de ce dernier, M. Rességuier, qui a rendu compte des résultats heureux obtenus par cette médication. M. le professeur Dupré (*Montpellier médical*, 1860) insiste sur ses bons effets dans la pneumonie catharrale, et M. Grasset revient sur le même sujet dans le *Montpellier Médical* de 1874.

A Paris, l'ipécacuanha a peu de partisans. Grisolle, Trousseau et Pidoux ne lui attribuent qu'une importance des plus restreintes.

A doses fractionnées (Pécholier, Gubler), il a comme contre-stimulant et antiphlogistique une heureuse action dans la pneumonie aiguë. On le donne chez les enfants de 2 à 3 ans, à la dose de 0,50 centigrammes à 0,80 centigram. dans une potion de

80 gram. que le malade prend par cuillerées de 2 en 2 heures. L'ipéca a une action qu'on peut rapprocher de celle du tartre stibié; mais il est de beaucoup préférable à ce dernier, dont l'action débilitante est à redouter, surtout chez de très jeunes sujets.

Alcool. — On a depuis quelques années préconisé l'alcool dans le traitement des phlegmasies et de la pneumonie en particulier. Il aurait pour effet, d'après quelques auteurs, de calmer l'éréthysme nerveux, d'abaisser la température et le pouls, de procurer un sommeil tranquille, de prévenir, de dissiper les phénomènes délirants (Ruge, Zimmerberg, Rabuteau). Né en Angleterre, propagé par Todd et combattu par Marcet, Smith, Gairdner, Murchison, le traitement par l'alcool a été en France adopté par Béhier. Selon Gubler, lorsque l'appareil fébrile est très intense, l'alcool est plus nuisible qu'utile ; il serait surtout indiqué lorsque l'affection a des tendances à l'adynamie.

La *réfrigération* dans le traitement de la pneumonie a été employée par Bartholin il y a plus de deux siècles ; elle a été employée aussi par Haneveck, Brandes, Vogel à Berne ; Liebermeister, de Bâle, croit que c'est le meilleur mode de traitement, ainsi que Lebert, de Breslau, et Niemeyer ; Jurgensen est encore plus convaincu, puisqu'il a employé ce moyen sur sa propre fille, âgée de 19 mois, ainsi qu'il le rapporte lui-même. Le Dr Legroux a eu des succès par ce moyen. Thomas, vu les susceptibilités réflexes, si intenses chez l'enfant, veut le bain graduellement refroidi de Ziemssen, qu'il regarde comme le meilleur antipyrétique ; mais il ne l'applique pas à tous les cas. D'Espine et Picot attribuent aux lavages froids et aux bains tièdes un soulagement marqué : le délire se calme, la stupeur diminue, le sommeil reparaît.

Médicaments divers. — La *digitale* a une importance assez

grande dans la thérapeutique infantile. L'enfant supporte mieux son emploi que l'adulte. Elle est indiquée comme antipyrétique lorsque la température est élevée et le pouls rapide.

Avant l'âge de 2 ans, la digitale ne doit jamais être prescrite ; de 2 à 3 ans, on pourra la donner aux doses suivantes : en teinture de 5 à 20 gouttes ; en sirop une ou deux cuillerées à café.

L'extrait de digitale sera prescrit à la dose de 1 à 2 centigr., 5 centigr. à partir de 3 ans.

L'*aconit* s'administre à peu près dans les mêmes conditions : il serait sédatif de la respiration, de la circulation et de la température, calmerait les accidents nerveux superficiels, et diminuerait l'excitabilité cutanée.

La *belladone*, admirablement supportée par les enfants, est indiquée surtout pour combattre le spasme bronchique.

Les *opiacés* doivent être, chez les enfants, maniés avec une extrême prudence, surtout lorsque la pneumonie a des tendances adynamiques. Quant à l'ergot de seigle, à la vératrine au salicylate de soude, que quelques auteurs ont préconisés, leur action est trop douteuse encore pour que nous nous y arrêtions.

En résumé, l'expectation, mais une *expectation armée*, nous semble le traitement le plus rationnel de la pneumonie lobaire aiguë chez l'enfant. Maladie à cycle déterminé, ainsi que les fièvres éruptives, elle doit suivre son évolution régulière qu'un traitement actif est incapable d'abréger. D'un autre côté, lorsque les conditions générales du malade sont bonnes, lorsque les symptômes, contenus dans de justes limites, parcourent régulièrement les phases diverses de leur évolution, la terminaison est toujours favorable en l'absence de toute intervention thérapeutique. Les seules indications qui se posent sont tirées des conditions particulières de l'individu et des effets produits sur lui par la maladie.

Mettre le malade dans les conditions les plus favorables pour résister au mal ; surveiller l'état de ses forces et les soutenir sans cesse ; favoriser les actes naturels : telles sont les principales indications générales qui se présentent. Une bonne hygiène, un régime régulier, une potion résolutive, à l'oxyde blanc d'antimoine par exemple, des boissons légèrement sudorifiques, suffisent en général à les remplir.

En outre, l'apparition de complications diverses peut donner lieu à des médications particulières qu'il serait oiseux d'énumérer ici. Certains symptômes, en s'exagérant, peuvent acquérir une importance considérable et devenir le sujet d'indications. La douleur de côté, parfois intolérable, trouble le sommeil et exerce par conséquent une influence fâcheuse sur l'évolution du mal. Chez l'adulte, les injections hypodermiques de morphine rendent les plus grands services ; elles ne sont guère praticables chez l'enfant. Outre que l'opium est mal supporté, une piqûre peut déterminer des accidents nerveux parfois très graves. Les ventouses, les sangsues, ont été employées quelquefois *loco dolenti* ; mais le moyen qui aurait le mieux réussi entre les mains de M. Batlle serait l'application d'un cataplasme fait avec une décoction de 3 gram. de tête de pavot environ, dans laquelle on fait infuser :

Feuilles de belladone.... }
— de morelle..... } une pincée de chaque.
— de jusquiame... }

La dyspnée trop intense sera combattue par l'application de sangsues ou de ventouses scarifiées, ou encore d'un cataplasme contenant 2/3 de farine de lin et 1/3 de farine de moutarde.

Une toux opiniâtre sera calmée par quelques gouttes de teinture de belladone dans une potion et l'application aux membres inférieurs de cataplasmes sinapisés. Du reste, il est bon de maintenir des cataplasmes aux membres inférieurs pour s'opposer à la stase encéphalique et aux accidents nerveux. Au début, les émollients seront de mise; plus tard il faudra de préférence recourir aux excitants : on emploiera les cataplasmes sinapisés ou encore on enveloppera les pieds d'ouate recouverte de taffetas gommé.

La digitale, l'aconit seront de mise si la fièvre est trop intense ; le vésicatoire sera employé à propos si la résolution se fait attendre ; les antispasmodiques et peut-être encore les bains tièdes de préférence dans les formes cérébrales. Mais nous ne nous arrêterons pas sur ces moyens thérapeutiques, que nous n'avons jamais eu l'occasion de voir appliquer.

ANATOMIE PATHOLOGIQUE.

Cadet de Gassicourt a dit, ainsi que nous l'avons rapporté déjà : *L'enfant ne meurt pas de pneumonie lobaire*. Cette proposition est évidemment exagérée, car les auteurs sont à peu près d'accord sur l'anatomie pathologique de cette affection, ce qui n'aurait pu avoir lieu sans de nombreuses autopsies. Les lésions ressemblent beaucoup à celles que l'on observe chez l'adulte. Lorsque l'on ouvre le cadavre d'un enfant mort de pneumonie lobaire aiguë, on trouve les surfaces pleurales recouvertes de fausses membranes au niveau de la région enflammée, lorsqu'elle n'est pas centrale ; il y a parfois un peu d'épanchement; le poumon, d'un rouge foncé, est augmenté de volume, il porte généralement à sa surface l'empreinte des côtes et plonge dans l'eau. A la coupe, il présente différents aspects selon la période à laquelle la mort a eu lieu.

On admet généralement que l'évolution des lésions anatomiques, chez l'enfant comme chez l'adulte, passe par trois périodes : engouement, hépatisation rouge, hépatisation grise. Jaccoud en admet trois lui aussi; mais dans la dernière il décrit deux terminaisons différentes s'excluant réciproquement : 1° Fluxion et exsudation; 2° coagulation de l'exsudat; 3° liquéfaction et élimination, ou bien transformation purulente.

Les lésions anatomiques de la première période ne sont pas connues ou du moins le sont bien peu, attendu que l'enfant ne meurt pas avant la deuxième période. Cornil croit qu'une période d'hyperémie sans hépatisation est admise bien plutôt par analogie et par preuves indirectes que par constatation *de visu*.

Pendant la période d'hépatisation rouge, le poumon présente à la coupe une surface de section de la couleur du tissu hépatique ; cette surface est lisse, d'un aspect granuleux ; si on la râcle avec un scalpel, on obtient de petits grumeaux ; les bronches sont remplies par un exsudat fibrineux, emprisonnant dans ses mailles des cellules épithéliales, des leucocytes ; cet exsudat peut s'obtenir sous forme d'arborisation, représentant le moule des bronches ou des alvéoles d'où on l'a retiré. Ces arborisations diffèrent de celles qu'on obtient chez les sujets qui ont succombé au croup en ce qu'elles sont pleines et non creusées en forme de tubes (Damaschino). A cette période, le poumon ne peut être insufflé à cause de l'adhérence de l'exsudat aux parois des alvéoles ; son tissu est friable, mais moins qu'à la troisième période (hépatisation grise), où la consistance est excessivement diminuée ; on le déchire alors très facilement. A la coupe, il s'écoule du pus qui remplit les alvéoles, et des restes de fibrine qu'il est fort difficile de reconnaître.

Parmi les complications anatomiques de la pneumonie lobaire, il faut citer la pleurésie, la bronchite, la congestion pulmonaire. Au niveau du lobe enflammé, la plèvre correspondante se recouvre de fausses membranes, mais l'épanchement ne se présente pas souvent avec abondance ; la muqueuse bronchique est rouge, et autour de l'hépatisation il y a congestion œdémateuse plus ou moins étendue (Cornil).

Siège. — La pneumonie franche est le plus ordinairement, chez l'enfant, limitée à un seul lobe et unilatérale ; les pneumonies doubles multilobaires ne se montreraient, d'après MM. D'Espine et Picot, qu'une fois sur huit environ ; et, pour notre part, nous admettrions d'autant plus volontiers cette idée qu'il ne nous a pas été donné d'observer une seule pneumonie double. Du reste, tous les auteurs sont d'accord sur ce sujet, à l'exception peut-être de ceux qui confondent encore dans une même description pneumonie lobaire et broncho-pneumonie.

Un point sur lequel l'entente est moins complète, est celui qui a trait au siège de prédilection de la pneumonie lobaire. Rilliet et Barthez, et après eux quelques autres médecins, ont admis sa fréquence plus grande du côté droit ; D'Espine et Picot n'ont pas constaté de différence appréciable ; Cadet de Gassicourt trouve 30 pneumonies droites contre 28 siégeant à gauche. Nous admettrions volontiers une fréquence égale pour les deux poumons ; telles sont du reste les conclusions auxquelles est arrivé M. le professeur Batlle.

Les pneumonies du sommet se rencontrent plus souvent dans le jeune âge que chez l'adulte, mais les proportions dans lesquelles elles se montreraient varient selon les auteurs : tandis que Rilliet et Barthez n'en signalent que 42 sur plus de 600 cas, Verliac en rencontre 34 sur 63. Damaschino, 12 sur 16. Ziemssen, D'Espine et Picot, Cadet de Gassicourt, nous semblent être le plus près de la vérité en admettant que la pneumonie siége au sommet dans les 2/5 des cas, en moyenne (22 fois sur 50 dans une statistique de Cadet de Gassicourt) ; 147 fois sur 342 cas de pneumonie observés par divers auteurs (D'Espine et Picot).

En outre, et leur opinion a été admise par bien des auteurs, Rilliet et Barthez avaient établi que les pneumonies du sommet étaient beaucoup plus fréquentes à droite qu'à gauche, et d'un autre côté qu'elles étaient beaucoup plus souvent *centrales*. Cadet de Gassicourt, contrôlant cette idée, est arrivé à des résultats négatifs. Cependant, on croit généralement que la pneumonie du sommet est plus souvent centrale que celle de la base.

———

5

OBSERVATIONS

Première observation. (Personnelle.)

Pneumonie franche du sommet droit chez un enfant de 22 mois. — Antécédents rhumatismaux du côté de la mère. — Susceptibilité très grande de l'appareil respiratoire chez la mère. — Défervescence brusque au septième jour.

Le 5 janvier 1881, nous trouvons couché au n° 56 de la salle des femmes fiévreuses de l'hôpital de Toulon, un petit garçon de 22 mois, Fernand M..., bien constitué, n'ayant pas présenté de maladies antécédentes. Le père, d'une bonne santé habituelle, s'est livré à des excès alcooliques. La mère présente une susceptibilité toute particulière du système respiratoire ; elle est sujette à des bronchites fréquentes; de plus elle a éprouvé deux atteintes de rhumatisme articulaire aigu.

L'enfant présente depuis deux jours de la fièvre et une oppression marquée. Le troisième jour il était mal en train, inquiet; vers le soir, des vomissements surviennent, accompagnés d'agitation, de fièvre vive ; une toux pénible l'obsède. La nuit est mauvaise et la journée du 4 ne se passe guère mieux. L'enfant est en proie à une agitation très vive ; le visage est fortement coloré, la dyspnée extrême, la chaleur intense.

C'est seulement dans la journée du 5 janvier que nous voyons le malade. Les yeux sont brillants, le visage animé ; les pommettes, la droite surtout, sont vivement colorées. L'enfant se plaint continuellement ; la respiration est difficile, anxieuse ; toux sèche et fréquente.

Mouvements respiratoires 56 ; pouls 140.

Langue un peu blanche, anorexie complète. La percussion donne un peu de submatité dans la moitié supérieure de la poitrine en arrière et à droite. La matité est assez nette dans la fosse sous-épineuse de ce côté. A ce niveau, souffle assez intense qu'accompagnent des sous-crépitants fins, éclatant à la fin de l'inspiration. Retentissement du cri et de la toux. — Température axillaire 40°,2.

Régime : Bouillon. Lait.

Potion avec : Looch blanc............ 120 gram.
Oxyde blanc d'antimoine.. 45 centigr.

6. L'état fébrile persiste ; la peau est chaude et sèche. Température axillaire 39°,6; pouls très fort, 128 pulsations par minute. Les signes stéthoscopiques sont les mêmes que la veille. Dyspnée toujours intense. — 52 mouvements respiratoires à la minute.

Soir. Température 40°,5 ; pouls 120. — Même régime et traitement.

7. La nuit a été très agitée, l'enfant n'a fait que se plaindre ; un peu de diarrhée, quelques vomissements. Pas de modification notable depuis la veille. Oppression; dyspnée, 56 mouvements respiratoires; pouls 132 ; temp. axillaire 39°, 5.

Soir. Pouls 128 ; temp. 40°,1.

8. L'enfant n'a plus vomi depuis la veille. La nuit a été relativement assez calme. Cependant la toux, fréquente encore, a fatigué l'enfant, que nous trouvons un peu plus abattu.— Mouvements respiratoires 56 ; pouls 132; temp. 39°,7.

Soir. Pouls 132; mouvements resp. 52 ; temp. 40°,2. — Même régime, même traitement.

9. Nous sommes au sixième jour de la maladie : la fièvre est toujours intense ; la peau présente une chaleur vive. L'agitation est grande, le petit malade se plaint continuellement. L'état général semble pourtant assez bon.

Les signes stéthoscopiques ne sont guère modifiés. Cependant les râles sous-crépitants mêlés au souffle semblent plus gros et plus humides.— Mouvements resp. 52 ; pouls 128 ; temp. 39°,3.

Soir. Temp. 40.

10. L'enfant semble tout à fait bien. La fièvre a disparu, le thermomètre placé sous l'aisselle ne s'élève pas au-dessus de 37°,4.— Mouvement resp. 24 ; pouls 108.

L'enfant ne s'est plaint que dans la première partie de la nuit. Le matin il a été pris comme d'une faiblesse; il était somnolent, abattu; puis peu à peu il est revenu de sa prostration, en même temps que la respiration devenait plus facile et moins précipitée.

La percussion donne toujours une certaine matité au niveau de la fosse sous-épineuse droite. Le souffle existe encore, mais moins intense. Il est accompagné de râles assez gros que l'on perçoit aux deux temps de la respiration. Un peu de retentissement de la toux et du cri.

Soir. Pouls 96 ; temp. 37°,2.

11. La fièvre n'a plus reparu, l'enfant est tranquille et joue dans son lit. Il tousse pourtant encore un peu; souffle plus vague et râles muqueux

à droite, surtout au niveau de la fosse sous-épineuse. Quelques sibilants à gauche.— Pouls 96 ; mouvement resp. 20.

16. L'amélioration s'est rapidement produite ; l'appétit et l'entrain ont reparu. On n'entend plus que quelques ronchus dans la poitrine. L'enfant sort le 18, complètement guéri.

Observation II. (Personnelle.)

Pneumonie du lobe inférieur du côté gauche. — Antécédents rhumatismaux. — Amélioration brusque au cinquième jour. — Convalescence assez longue.

Marie M..., âgée de 4 ans, d'une constitution assez frêle, lymphatique, a déjà éprouvé deux pneumonies, la dernière il y a sept à huit mois à peine. Comme antécédents morbides, nous trouvons la varioloïde à l'âge de 2 ans et la coqueluche quelque temps après. La malade est la sœur de Fernand M..., dont nous venons de donner l'observation ; père alcoolique, mère rhumatisante. Elle est couchée au n° 33 de la salle des femmes fiévreuses de l'hôpital de Toulon.

La maladie a débuté subitement la veille par des vomissements, de la toux, bientôt accompagnés d'un point de côté intense, siégeant au-dessous du mamelon gauche et dont l'enfant se plaignait vivement. Une fièvre très vive éclatait en même temps.

Le 15 mars au matin, la peau est chaude, la température est à 39°,7. Le pouls est à 116 ; la dyspnée assez intense, 48 mouvements respiratoires à la minute. Toux assez fréquente exaspérant le point de côté ; pas d'expectoration; matité relative dans le tiers inférieur du thorax à gauche et en arrière. A ce niveau, râles sous-crépitants fins se produisant vers la fin de l'inspiration. Bronchophonie assez nette. L'appétit est nul, la soif vive. Langue saburrale, constipation. — Bouillon et lait.

Potion avec : Looch blanc............ 120 gram.
Oxyde blanc d'antimoine. 50 centigr.

Soir. Temp. 39°,9 ; pouls 120 ; mouv. resp. 52.

16. Un peu d'affaissement; la petite malade se plaint moins du point de côté, mais semble en proie à une céphalalgie intense ; elle détourne le plus possible ses yeux de la lumière.

L'état fébrile persiste. Temp. 39°,5 ; pouls 124. L'oppression semble plus considérable que la veille. 56 mouv. resp.

Les râles sous-crépitants persistent plus considérables; en un point assez limité en bas et en dehors de l'angle inférieur de l'omoplate gauche, souffle tubaire assez net.

Soir. 40°,2 ; mouv. resp. 56 ; pouls 140.

17. Même état que la veille, toujours assoupissement. Matin. Temp. 38°,9 ; pouls 132 ; mouv. resp. 56.

Soir. Temp. 39°,6.

18. Même état général, mais le souffle, loin d'augmenter, semble s'atténuer. Les râles sont plus abondants et plus gros. Un peu de diarrhée depuis la veille. Temp. 38°,8 ; pouls 128 ; mouv. resp. 52.

Soir. Temp. 39°,7.

19. L'enfant s'est montrée très agitée cette nuit. Ce matin elle est calme, mais très affaissée. La peau semble plus moite et moins chaude ; la température est de 38°,2 seulement.

A l'auscultation, signes à peu de chose près les mêmes que la veille. Mouv. resp. 48 ; pouls 132.

Dans l'après-midi, sueurs assez abondantes.

Soir. Temp. 36°,9 ; pouls 92 ; mouv. resp. 24.

Nous ne revoyons l'enfant que le 25 mars : le souffle persiste encore, accompagné de gros sous-crépitants qui s'entendent aux deux temps ; le même état persiste encore le 29, sans trop d'amélioration. Le 6 avril, il semble que le mieux se produit quelque peu; du reste, l'état général est satisfaisant. Ce n'est guère que le 20 avril que tout à complètement disparu du poumon.

Observation III. (Personnelle.)

Pneumonie multilobaire.— Chute de la température au troisième jour.— Nouvelle ascension. — Défervescence au neuvième jour.

Au n° 54 de la salle des femmes fiévreuses, le 3 février 1881, nous trouvons couché le nommé Petrarcho Lucchi. L'enfant, âgé de 4 ans et demi, est d'origine italienne, et nous n'avons sur ses antécédents, tant héréditaires que personnels, que des renseignements vagues. Il a vécu au milieu des conditions hygiéniques le plus défavorables ; il est d'un tempérament lymphatique et d'une complexion délicate. Depuis quelques jours il était un peu fatigué; l'appétit avait disparu; il était triste, abattu. Le 2 février dans l'après-midi on le vit très pâle, il grelottait et claquait des dents. Peu après, il devint brûlant, et dans la soirée quelques vomissements survinrent. L'enfant se plaignait en même temps d'un point de côté qui l'empêchait de faire une inspiration complète...

3 février. — Le malade est couché sur le dos et semble en proie à une dyspnée considérable. Les mouvements respiratoires sont en effet au nombre de 60. Le type abdominal de la respiration est exagéré, l'enfant *pousse du ventre*. Il est en proie à une agitation assez vive, qui alternerait avec de la somnolence. Toux fréquente et sèche, pas d'expectoration. — Pouls 128.

La percussion nous révèle un peu de submatité au niveau de la fosse sous-épineuse droite, et à ce niveau nous entendons des râles sous-crépitants fins. — Tempér. à 4 heures 39°,6. — Rég. bouillon et lait.

Potion avec : Oxyde blanc d'antimoine. . 80 centigr.
Looch blanc............ 120 gram.

4. Le matin nous trouvons un peu plus d'agitation que la veille. Le visage est animé, les pommettes colorées vivement. — Mêmes signes dans la poitrine. — Respiration supplémentaire à gauche. — Temp. 39°,8 ; pouls 132.

Soir. Temp. 40°,3.

5. Même état que la veille. Souffle dans la fosse sous-épineuse droite et râles sous-crépitants. — Temp. 40° ; pouls 124 ; mouvements respiratoires 48.

Le soir, il semble qu'un peu de mieux se soit produit. L'état local est à peu près le même, mais la température est descendue à 38°,5. Le pouls est encore à 120. Les mouvements respiratoires au nombre de 44 par minute.

6. Rien à noter depuis hier soir. La nuit a été relativement calme. — L'enfant dort au moment de notre visite. — Temp. 38°,4.

Soir. L'enfant a été de nouveau pris de vomissements dans la journée ; il est très agité, la dyspnée est extrême. 64 mouvements respiratoires ; le pouls bat 184. La température est brusquement remontée à 40°,2. — Le souffle tubaire existe dans une bien plus grande étendue que la veille. On entend des râles sous-crépitants fins dans presque toute l'étendue du poumon droit en arrière. La soif est vive. Un peu de diarrhée.

7. L'état du malade n'a pas empiré depuis la veille, mais il n'y a pas d'amélioration. — Pouls 180; temp. 39°,8.

Souffle tubaire à droite et en arrière dans une grande étendue. En avant, respiration supplémentaire; à gauche, respiration rude, bronchique. — Même régime, même traitement.

Soir. Quelques rêvasseries dans la journée. Le point de côté, très intense, semble fatiguer beaucoup le malade.— Cataplasmes sinapisés aux extrémités inférieures. — Même régime et même traitement — 3 ventouses *loco dolenti*. — Temp. 39°,9

8. Temp. matin 39°,3. — Soir 39°,6.

9. Temp. Matin 39°,1. — Soir 40°.

10. Le souffle existe toujours et s'étend maintenant dans la plus grande partie du poumon droit en arrière. — Le malade est assez faible, il est en proie à une somnolence continuelle. — Même régime, même traitement. De plus, vésicatoire de 0m,10 sur 0m,10 en arrière et à droite. Temp. 38°,7. Soir. 39°,9.

11. Un peu d'agitation cette nuit, et cependant le petit malade semble mieux. — Temp. 39°.

Soir. L'enfant repose tranquillement; il est complètement apyrétique, presque froid, et semble respirer avec beaucoup plus de facilité. — Pouls 96°, mouv. resp. 28; temp. 36°,4. — Les signes d'induration persistent encore.

L'enfant sort au bout de quelques jours, complètement guéri.

Observation IV. (Personnelle.)

Pneumonie lobaire de la base gauche (seconde atteinte). — Souffle le second jour. — Défervescence brusque au sixième jour.

Nancy F.... est une petite fille de 3 ans et demi, d'une constitution assez robuste et dont les parents ne présentent aucun vice diathésique ; elle a été atteinte d'une pneumonie, il y a environ un an.

Dans la matinée du 22 décembre 1881, elle était restée hors de la maison, à s'amuser avec ses petites camarades, quand, en rentrant pour le repas de midi, elle fut prise de vomissements qui persistèrent jusqu'au soir en diminuant de fréquence, pour disparaître peu à peu. Sa mère s'aperçut alors que la respiration était précipitée, la figure animée, du côté gauche surtout; la peau brûlante. La nuit fut mauvaise : l'enfant, tantôt agitée, tantôt assoupie ne dormit point.

23. Appelé dans la matinée, nous trouvons la petite malade assoupie; la peau était brûlante, le pouls précipité et dur ; la respiration était anxieuse, la figure animée.

A l'auscultation, râles sous-crépitants nombreux et fins vers la base du côté gauche et en arrière; à la percussion, matité en ce point; le thermomètre marque 39°,5; mouv. resp. 52; pouls 148. — Lait, boissons chaudes.

Potion avec : Looch blanc.......... 120 gram.
Oxyde blanc d'antimoine.. 50 centigr.

Soir. Le même état persiste, la respiration est peut-être un peu plus gênée; les ailes du nez se soulèvent à chaque inspiration; la pommette gauche est très rouge. A l'auscultation, on a du souffle tubaire mêlé de sous-crépitants; les vibrations thoraciques sont plus accentuées au niveau du point atteint. — Temp. 40°,2; pouls 160; mouv. resp. 56.

24. La nuit a été mauvaise; le matin, assoupissement, gêne respiratoire toujours la même; le ventre est assez tendu et suit les mouvements de la respiration. Mêmes signes à l'auscultation et à la percussion. L'enfant n'est pas allée du corps depuis trois jours. — Temp. 39°,6; mouv. resp. 48; pouls 164. — Même régime, même traitement; lavement émollient.

Soir. Même état; langue couverte d'un enduit noirâtre. — Temp. 39°8; pouls 156; mouv. resp. 52.

25. La nuit a ressemblé aux précédentes. Ce matin, mêmes signes à l'auscultation et à la percussion. — Temp. 39°,4; pouls 152; mouv. resp. 48. — Même régime, même traitement.

26 décembre. Toujours de l'assoupissement, de l'anxiété respiratoire; la veille au soir, les pommettes ont été rouges alternativement. Constipation persistante; mêmes signes stéthoscopiques. — Tempér. 39° 8; pouls 148; mouv. resp. 44. — Même traitement : lavement émollient.

Soir. Même état. — Temp. 39°,5

27 décembre. L'enfant semble encore plus abattue que d'habitude; la langue est très rouge vers le sommet, où l'on aperçoit trois petites vésicules à peu près transparentes. — Temp. 40°; pouls 156; mouv. resp. 52.

Soir 10 heures. L'enfant paraît tout à fait rétablie; sa peau est fraîche, les vésicules de la langue ont augmenté de dimension; dans la journée il y a eu des sueurs abondantes. — Temp. 36°,8; pouls 104; mouv. resp. 28.

Observation v. (Communiquée par M. L. Puech.)

Pneumonie lobaire de la base droite chez une petite fille de 3 ans. — Quelques acidents cérébraux. — Rash scarlatiniforme. — Signes stéthoscopiques n'apparaissant que le troisième jour. — Température descendant le cinquième jour et se maintenant quelque temps aux environs de 39°. — Défervescence le septième jour.

Le 11 octobre 1880, Marie-Louise Allegrin, entre à l'infirmerie. Agée de trois ans et quelques mois, elle est depuis plus de deux ans déjà à l'Hôpital-Général. On n'a sur ses antécédants héréditaires que des renseignements bien vagues. Son père a succombé il y a quelque temps à une pneumonie ; sa mère est morte elle aussi, mais on ne connaît pas la maladie qui l'a emportée.

Frêle et d'un tempérament lymphatique à l'excès, l'enfant n'a toutefois présenté aucune maladie antérieure grave : quelques croûtes à la tête, un peu de blépharite, et depuis trois ou quatre semaines un strabisme assez marqué.

Le 11 octobre, elle est prise tout à coup de vomissements, de diarrhée. Un mouvement fébrile assez intense se manifeste ; l'enfant est affaissée, assoupie; on la couche. La peau présente une chaleur âcre et mordicante. —Température 39°,8 ; pouls 120.

12 octobre. L'enfant est assoupie ; la peau est toujours brûlante. Parfois l'enfant s'agite comme si elle s'éveillait en sursaut, pousse de petits cris plaintifs et pleure. Strabisme très marqué. Photophobie. Des taches rouges assez larges, non saillantes, ont envahi les membres, quelques-unes se montrent aussi sur les épaules, une sur la joue gauche; ces taches disparaissent momentanément sous la pression du doigt. — Température 39°,5.— Boissons chaudes, bouillon, lait.

Soir. État à peu près le même. Quelques vomissements dans la journée. Plus de diarrhée. Les taches persistent, mais sans devenir plus nombreuses. Anorexie complète. Assoupissement puis agitation. Respiration précipitée.— Température 40° ; pouls 132 ; mouv. resp. 36.

13 octobre. L'éruption, moins forte aux jambes, a disparu presque entièrement des bras. Rien à la face ni sur le tronc. L'enfant demeure assoupie. La peau est toujours sèche et brûlante. Les vomissements persistent. Mouvements respiratoires précipités ; dyspnée; il semble que

l'enfant ne puisse pas faire une inspiration profonde. Une toux sèche revient par moments. La percussion ne donne rien ; à l'auscultation, à droite, en arrière et à la base, on entend des sous-crépitants fins.— Temp. 39°,7 ; pouls 128 ; mouv. resp. 48.

Soir. Même état à peu près.— Temp. 40°,3 ; pouls 140 ; mouv. resp. 48.—Même régime.

14 octobre.—Assoupissement moins considérable ; toujours les mêmes râles dans la poitrine. Cataplasmes sinapisés aux membres inférieurs.

Potion avec :	Ipécacuanha.........	50 centigr.
	Sirop de quinquina...	30 gram.
	Eau de tilleul........	50 —

Bouillon ; lait.— Temp. 39°,4 ; pouls 132 ; mouv. resp. 48.

Soir. Assoupissement, coma même ; photophobie extrême ; le visage est animé, la pommette gauche colorée fortement. La dyspnée est très grande, le type abdominal de la respiration exagéré.

Submatité à droite, en arrière à la base, un peu en dehors vers la ligne axillaire. Respiration très soufflante à ce niveau. — Température 40°,5 ; pouls 140 ; mouv. resp. 52.

15. Faciès pâle, anxieux. Oppression, dyspnée, toux pénible. Matité toujours au même point. Souffle à ce niveau, quelques sous-crépitants fins dans les parties voisines. Respiration supplémentaire à gauche. Temp. 40°6 ; pouls 136 ; mouv. resp. 60.

Soir. Le même état persiste. Temp. 40°,7 ; mouv. resp. 56. — Même régime, même traitement.

16. Une certaine amélioration se fait sentir. Le visage est moins abattu que la veille; l'oppression est grande cependant. Les mouvements respiratoires précipités. La toux est plus facile et plus humide. Submatité, râles sous-crépitants, souffle à la base droite. Respiration toujours supplémentaire à gauche ; quelques vomissements, deux selles en diarrhée. Temp. 39°,5 ; pouls 128 ; mouv. resp. 60.

Soir. Temp. 39°,7.

17. L'assoupissement a presque complètement disparu. Quelques vomissements encore et un peu de diarrhée; mais l'état des forces semble excellent. L'oppression diminue. Mêmes signes dans le thorax.

Matin. Temp. 39°,2 ; pouls 116 ; mouv. resp. 52.

Soir. Temp. 40°,5 ; mouv. resp. 56. — Même régime et même traitement.

18. Respiration soufflante encore à droite. Quelques efforts de vomissements. Deux ou trois selles en diarrhée. État général bien meilleur ; dyspnée moindre.

Matin. Temp. 39°,2 ; pouls 120; mouv. resp. 36.

Soir. Nous trouvons la petite malade à peu près apyrétique ; elle parle, rit, et semble tout à fait bien. Temp. 37°,3 ; pouls 112 ; mouv. resp. 32.

19. La malade semble remise ; elle n'a plus d'oppression et tousse à peine. Toujours submatité, souffle et sous-crépitants à la base droite. Mais l'apyrexie est complète. L'enfant a repris son entrain et sa gaîté. La convalescence continue les jours suivants ; les signes d'induration persistent huit ou dix jours encore, mais ils vont s'atténuant et disparaissent.

Observation vi. (Communiquée par M. L. Puech.)

Pneumonie du sommet gauche chez une petite fille de deux ans. — Signes stéthoscopiques le second jour. — Maximum de température le matin. — Défervescence au cinquième jour.

Il s'agit d'une petite fille âgée de deux ans, entrée depuis peu à l'Hôpital-Général, et sur les antécédents de laquelle il n'est possible d'obtenir aucun renseignement. Elle est d'une constitution faible et d'un tempérament lymphatique.

Le 1er novembre 1880, elle est brusquement prise de vomissements, puis d'une fièvre vive. La peau est brûlante au toucher ; l'enfant est triste, abattue. L'oppression est grande, la dyspnée assez marquée, la toux sèche et rare. Temp. 40°,5 ; pouls 124; mouv. resp. 48.

Soir. Le même état persiste ; la malade est en proie à l'abattement. Rien à la percussion ni à l'auscultation. Temp. 41° ; pouls 124 ; mouv. resp. 48. — Boissons chaudes, bouillon, lait.

2. La fièvre est toujours intense : l'enfant semble souffrir d'une violente céphalalgie et détourne les yeux de la lumière. De plus en plus gênée, la respiration ne s'effectue que par saccades. Matité à peine sensible dans le creux axillaire gauche ; quelques sous-crépitants fins à ce niveau. Temp. 40°,1 ; pouls 136 ; mouv. resp. 52.

Régime : Bouillon, lait, boissons chaudes.

Potion avec : Looch blanc............ 120 gram.
Oxyde blanc d'antimoine... 0,45 centigr.

Une cuillerée à café toutes les heures.

Soir. Visage très animé: pommettes fort rouges. Matité assez nette dans le creux axillaire gauche et sous-crépitants fins. Temp. 39°,1 ; pouls 132.

3. La malade est pâle et accablée. La peau est toujours très chaude. Les mêmes signes persistent dans le thorax ; à l'auscultation, souffle mêlé de sous-crépitants. Respiration supplémentaire à droite.

Matin. Temp. 40°,3 ; pouls 160 ; mouv. resp. 48.

Soir. Temp. 39°,5. — Même régime.

4. Même état à peu près. Souffle tubaire au sommet gauche, mêlé de sous-crépitants. A droite, respiration supplémentaire.

Matin. Temp. 39°,5 ; pouls 160 ; mouv. resp. 48.

Soir. Temp. 38°,5.

Potion avec: Looch blanc............. 120 gram.
Oxyde blanc d'antimoine... 0,80 centigr.

Une cuillerée à café toutes les heures.

5. L'enfant semble mieux : elle est moins affaissée. La peau n'a plus une chaleur âcre et mordicante. Le souffle tubaire diminue d'intensité. Temp. 39°,5; pouls 140; mouv. resp. 48.

Dans l'après-midi, l'enfant a paru beaucoup plus abattue, elle est demeurée en proie à une prostration excessive ; peu à peu elle est sortie de sa torpeur. Le soir elle semble tout à fait bien ; la fièvre est tombée. Quant à l'état local, il est toujours à peu près le même. Le souffle est pourtant moins intense. Temp. 36°,7 ; pouls 120, mouv. resp. 36.

6. L'enfant va bien ; l'apyrexie est complète ; les symptômes locaux persistent encore cependant.

Le 10 novembre, l'enfant est tout à fait rétablie ; les signes locaux ont sensiblement diminué.

Observation VII. (Communiquée par M. L. Puech.)

Pneumonie lobaire du côté droit chez une petite fille de 2 ans. — État bronchique antérieur. — Signes stéthoscopiques apparaissant dès le premier jour. — Chute de la température au troisième jour, puis recrudescence. — Défervescence complète au huitième jour.

Catherine..., bien qu'âgée de 2 ans, est encore incapable de marcher seule ; elle est d'un tempérament lymphatique, d'une complexion frêle et délicate. Pas d'antécédents héréditaires connus. Quant à elle, depuis quelques jours seulement à la Crèche, elle sort de l'hopital Saint-Éloi, où elle a été soignée pour une coqueluche. Elle tousse encore assez fréquemment, mais la toux est humide et l'enfant en semble très peu incommodée ; quelques râles muqueux dans la poitrine.

Dans la nuit du 11 au 12 mars 1881, on entend l'enfant se plaindre vivement ; elle est en proie à une agitation extrême ; elle se débat et pleure ; les yeux sont brillants, le visage vivement coloré, la peau brûlante.

Le 12 mars au matin, l'enfant est couchée sur le dos ; elle est fort assoupie. Parfois elle sort de sa torpeur et se montre très inquiète ; elle ne cesse de se plaindre. La respiration est en quelque sorte *retenue*, les ailes du nez se dilatent ; les mouvements respiratoires sont précipités, de 56 à 60 par minute : le type abdominal de la respiration est exagéré. Mouvement fébrile intense. Pouls 140 ; température 39°,6. On ne constate rien à la percussion. A l'auscultation, respiration exagérée, supplémentaire à gauche, de même qu'en avant et à la base du poumon droit : quelques gros râles sonores et muqueux en ces points. Mais en gagnant du côté de la région axillaire, on entend vers le bord externe de la fosse sous-épineuse droite, dans un espace assez limité, des râles sous-crépitants fins éclatant sous l'oreille pendant l'inspiration.

Ces râles persistent le soir et sont perçus avec la plus grande netteté. La fièvre est toujours très-vive. — Temp. 40°,1.

Régime : Bouillon, lait.

Potion avec : Oxyde blanc d'antimoine... 40 centigr.
Looch blanc............. 125 gram.

à prendre par cuillerée à café toutes les deux heures.

13. L'enfant n'a pas trop bien passé la nuit ; elle s'est montrée agitée, inquiète ; elle se plaignait et pleurait sans cesse. La fièvre était très vive, l'oppression considérable ; quelques vomissements.

Ce matin la toux est sèche, un peu quinteuse ; la malade est toujours assoupie ; les pommettes sont vivement colorées, la droite surtout. La dyspnée est grande ; les mouvements respiratoires précipités : 56 à la minute. Le pouls est plein, dur et fréquent : 160 pulsations. La petite malade se détourne de la lumière, qui paraît la fatiguer. Les signes locaux sont toujours les mêmes. Il existe une submatité très appréciable au niveau du point atteint. Les sous-crépitants s'entendent toujours fins et nombreux au sommet droit; on perçoit aussi du souffle. Respiration supplémentaire et un peu bronchique dans le reste du poumon droit et dans le poumon gauche. — Température, 39°,3.

La malade demeure en proie à l'abattement toute la journée. Le soir, l'état est à peu près le même que le matin. Au sommet droit, on entend distinctement du souffle, qu'accompagnent quelques sous-crépitants. — Température, 39°,5.

14. La nuit a été à peu près aussi mauvaise que la dernière. L'enfant n'a cessé de se plaindre. Elle est encore très-inquiète ce matin. Cependant l'état général n'est pas plus mauvais, l'abattement semble moindre au contraire. La fièvre persiste toujours cependant assez élevée : 39°,6. Le pouls est à 140 et les mouvements respiratoires au nombre de 52 par minute. — Même régime ; même traitement.

La journée est excellente, le mieux semble se montrer ; la somnolence disparaît, la fièvre baisse : le thermomètre atteint seulement le soir 38°,4. Les signes locaux persistent encore cependant : la submatité est appréciable à la percussion ; le souffle existe toujours au même point, ainsi que les sous-crépitants. La dyspnée est beaucoup moindre : 40 mouvements respiratoires à la minute ; l'oppression a diminué ; l'enfant est assez gaie et ne se plaint aucunement.

15. La nuit se passe fort bien ; mais vers la pointe du jour l'enfant commence à pleurer et à se plaindre. La fièvre reparaît très intense Les pommettes sont vivement colorées. L'oppression, la dyspnée, sont aussi grandes qu'au début de la maladie ; les mouvements respiratoires sont aussi nombreux. Le pouls, plein, fort et dur, est à 128 ; le thermomètre indique une température de 39°,8.

Souffle très intense et sous-crépitants fins toujours au même point du poumon droit, mais sur une étendue un peu plus considérable ; matité assez nette à la percussion. Respiration forte, bronchique dans le reste du poumon droit; dans le poumon gauche, quelques gros râles disséminés.

Soir. Même état ; somnolence. Décubitus dorsal.—Temp. 40°,2.

16. — Peu de modifications ; agitation, photophobie. Température toujours élevée, 39°,3. Pas de selles depuis hier matin. Ballonnement du ventre. —Toujours bouillon et lait.

Potion avec :	Oxyde blanc d'antimoine...	80 centigr.
	Looch blanc............	125 gram.

une cuillerée à café toutes les deux heures.

Cataplasmes aux membres inférieurs et sur le ventre; lavement émollient.

Soir. Même état.— Temp. 39°,7.

17. Rien d'important à noter. L'état général de la malade est passable, l'agitation moindre; l'enfant a assez bien dormi la nuit dernière. Ce matin deux selles.— Temp. 38°,9; mouv. resp. 48.

Soir. Temp. 39°,7.

18. Le souffle persiste toujours avec la même intensité; sous-crépitants dans une zone assez étendue au niveau de la fosse sous-épineuse et matité en ce point.— Temp. : le matin 39° ; le soir 39°,8.

19. Nous trouvons au matin la malade reposant tranquillement; la respiration est calme et régulière, le visage a repris sa coloration naturelle. La température est tombée à 37°,2.

Le soir, la petite malade demande à manger ; elle a repris son entrain ordinaire. Au bout de deux ou trois jours, elle est tout à fait bien ; la convalescence est rapide.

Observation viii. (Communiquée par M. L. Puech.)

Pneumonie lobaire aiguë du sommet gauche chez une petite fille de trois ans. — Antécédents héréditaires; état bronchique antérieur. — Signes stéthoscopiques le second jour. — Défervescence le cinquième jour.

La petite Marie C... est âgée de 3 ans. D'un tempérament lymphatique, d'une complexion délicate, soumise à une hygiène défectueuse, elle a dans ses antécédents, sinon des maladies graves, du moins des indispositions nombreuses : embarras gastriques simples ou fébriles, bronchites se répétant à des intervalles peu éloignés.

Le père, tailleur de pierres, d'une assez bonne santé, a eu pourtant deux pneumonies graves ; la mère, épuisée par le travail, la mauvaise nourriture, des accouchements rapprochés, est d'une santé chancelante ; deux sœurs ont succombé jeunes à des affections thoraciques.

Depuis quelques jours, Marie C... était atteinte d'une bronchite légère, lorsqu'elle est subitement prise, dans la soirée du 26 décembre 1881, d'un tremblement violent, de vomissements. Une fièvre intense se déclare, la peau est brûlante. En même temps, se manifeste une grande oppression, une gêne respiratoire considérable.

La nuit est très mauvaise ; l'enfant présente une vive agitation. En proie à une soif ardente, elle saisit avidement les boissons qu'on lui présente ; elle crie et pleure sans cesse.

La matinée du 27 n'apporte aucune modification à cet état. La fièvre est toujours très vive, la peau chaude et sèche; les vomissements se répètent encore.

C'est le 27 au soir que nous voyons la malade pour la première fois. Le visage est animé, la pommette droite colorée vivement ; les ailes du nez se dilatent d'une façon précipitée. L'oppression est grande ; les mouvements respiratoires, saccadés, sont au nombre de 48 par minute ; la peau est brûlante et sèche ; le pouls bat 140 ; le thermomètre placé dans l'aisselle s'élève à 40°,3.

La percussion fait constater de la submatité vers le creux axillaire gauche, et en cet endroit on perçoit à l'inspiration des râles sous-crépitants fins à bulles égales. Dans le reste du poumon, la respiration est bronchique, à timbre élevé ; il en est de même dans toute l'étendue du poumon droit. Un peu de tympanisme abdominal, pas de selles depuis deux jours. — On prescrit : Bouillon, lait, boissons chaudes.

Potion avec :	Oxyde blanc d'antimoine...	50 centigr.
	Looch blanc.............	120 gram.

Cataplasmes sur le ventre et les membres inférieurs.

28. La petite malade est couchée sur le dos, en proie à une somnolence assez grande. L'oppression n'a pas diminué ; les mouvements respiratoires sont aussi nombreux que la veille, le pouls, fréquent et plein, bat de 136 à 140 ; la température est de 39°,6.

La matité est plus nette au point indiqué la veille. A l'auscultation : souffle intense, mêlé de quelques sous-crépitants ; gros ronchus dans le reste de la poitrine. Ballonnement du ventre, constipation persistante. — Même régime, même traitement. Lavement laxatif.

Soir. La malade s'agite et se plaint sans cesse. La pommette gauche est toujours vivement colorée, la peau sèche et chaude ; le pouls, plein et dur, bat 140 ; les mouvements respiratoires sont au nombre de 52, la temp. est de 40°.

Mêmes signes que le matin à l'auscultation ; 2 selles dans la journée.

29. Un peu d'agitation la nuit ; ce matin somnolence, prostration, mêmes symptômes généraux et locaux que la veille. Temp. 38°,9.

Soir. Temp. 39°,7 ; pouls 120 ; mouv. resp. 48.

30. L'état général ne semble pas meilleur qu'hier ; la malade est

très abattue et demeure en proie à l'affaissement : elle semble ne faire aucune attention à ce qui se passe autour d'elle. La fièvre est vive, mais la peau n'a pas la sécheresse qu'elle présentait auparavant; elle est moite et ne donne plus à la main cette sensation de chaleur âcre qu'elle donnait la veille encore.

A l'auscultation, les signes sont toujours les mêmes ; matité relative et souffle mêlé de crépitants au sommet du poumon gauche. Respiration rude à timbre élevé et quelques gros ronchus dans tout le reste de l'appareil respiratoire. Temp. 39°,5 ; pouls 124 ; mouv. resp. 44.

Dans la journée, des sueurs abondantes se manifestent ; l'abattement que nous avions noté le matin s'accentue momentanément, mais pour disparaître bientôt. Le pouls tombe à 96. Le thermomètre, à 2 heures, ne monte qu'à 36°,5.

Le soir, l'état de la petite malade s'est sensiblement amélioré ; elle rit et joue dans son lit. Le souffle persiste cependant encore ; le pouls est à 84 ; la température normale 36°,8, de même que la respiration.

Nous voyons la malade pour la dernière fois le 2 janvier 1882 ; elle est en pleine convalescence. Le souffle a déjà notablement diminué et l'état général est tout à fait satisfaisant.